鹿鸣心理

美国心理学会推荐
心理治疗丛书

接纳承诺疗法

Acceptance and Commitment Therapy

〔美〕史蒂文·C.海斯　〔美〕杰森·利利斯　著
Steven C. Hayes / Jason Lillis

祝卓宏　魏臻　曹静　译
郭本禹　主编

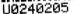

U0240205

重庆大学出版社

译丛序言

毋庸置疑，进入 21 世纪后，人类迅速地置身于一个急剧变化的社会之中，那种在海德格尔眼中"诗意栖居"的生活看似已经与我们的生活渐行渐远，只剩下一个令人憧憬的朦胧幻影。因此，现代人在所谓变得更加现实的假象中丧失了对现实的把握。他们一方面追求享受，主张及时享乐，并且能精明地计算利害得失；另一方面却在真正具有意义的事情上显示出惊人的无知与冷漠。这些重要的事情包括生与死、理想与现实、幸福与疾苦、存在与价值、尊严与耻辱，等等。例如，2010 年 10 月，轰动全国的"药家鑫事件"再一次将当代社会中人类心理的冷酷与阴暗面赤裸裸地暴晒在大众的视线之中。与此同时，我们的生活乐趣正在不断被侵蚀。例如，日益激烈的职业与生存竞争导致了现代社会中人际关系的淡薄与疏远，失业、职业倦怠与枯竭、人际焦虑、沟通障碍等一连串的问题催化了"人"与"办公室"的矛盾；家庭关系也因受到社会变革的冲击而蒙上了巨大的阴霾，代沟、婚变、购房压力、赡养义务、子女入学等一系列问题严重地激化了"人"与"家庭"的矛盾。人们的心灵越来越难以寻觅到一个哪怕只是稍作休憩、调适的时间与空间。在这种情况下，心理咨询与治疗已然成了公众的普遍需要之一，其意义、形式与价值也得到了社会的一致认可。例如，在 2008 年四川汶川大地震时，心理治疗与干预在减轻受灾群众的创伤性体验，以及灾后心理重建方面发挥了不可替代的作用。

值得欣喜的是，我国的心理治疗与咨询事业也在这种大背景下绽放出了旺盛的生命力。2002 年，心理咨询师被纳入《中华人民共和国职业分类大典》，从而正式成为一门新的职业。2003 年，国家开始组织心理咨询师职业资格考试。心理咨询师甚至被誉为"21 世纪的金领行业"[1]。目前，我国通过心理咨询师和心理治疗师资格证书考试的人有 30 万左右。据调查，截至 2009 年 6 月，在苏州持有劳动部颁发的国家二级、三级心理咨询师资格证书者已达到 2 000 多人[2]；截至 2010 年 1 月，在大连拥有国家心理咨询师职业资格证书者有 3 000 多人，这一数字意味着在当地每 2 000 人中即有一名心理咨询师[3]。但就目前而言，我国心理治疗与咨询事业还存在着诸多问题。譬如，整个心理治疗与咨询行业管理混乱，鱼龙混杂，专业水平参差不齐，从而成为阻碍这一行业发展的瓶颈。"造成这一现象的原因尽管很多，但最根本的原因，乃是大陆心理咨询师行业未能专业化使然。"[4]因此，提高心理咨询师与治疗师的专业素养，已经成为推动这一行业健康发展亟待解决的问题。

---

[1] 徐卫方 . 心理咨询师，21 世纪的金领行业 [J] . 中国大学生就业，2011（10）.
[2] 沈渊 . 苏州国家心理咨询师人数超两千 [N] . 姑苏晚报，2009-06-07（3）.
[3] 徐晓敬 . 大连每 2 000 人即拥有一名心理咨询师 [N] . 辽宁日报，2010-03-24（7）.
[4] 陈家麟，夏燕 . 专业化视野内的心理咨询师培训问题研究——对中国大陆心理咨询师培训八年来现状的反思 [J] . 心理科学，2009，32（4）.

对于普通大众而言，了解心理治疗与咨询的基本知识可以有效地预防自身的心身疾病，改善和提高生活质量；而对于心理治疗与咨询行业的从业人员而言，则更有必要夯实与拓展相关领域的专业知识。这意味着专业的心理治疗与咨询行业工作者除了掌握部分心理治疗与咨询的实践技巧与方法之外，更需要熟悉相应治疗与咨询方案的理念渊源及其核心思想。心理学家吉仁泽（Gigerenzer）指出："没有理论的数据就像没有爹娘的孤儿，它们的预期寿命也因此而缩短。"[1]这一论断同样适用于形容心理治疗技术与其理论之间的关系。事实上，任何一种成功的心理治疗方案都有着独特的、丰厚的思想渊源与理论积淀，而相应的技术与方法不过是这些观念的自然延伸与操作实践而已。"问渠那得清如许？为有源头活水来"，只有奠基于治疗理论之上的治疗方法，才不致沦为无源之水。

尽管心理治疗与咨询出现的历史不过百年左右，但在这之后，心理治疗理论与方法便如雨后春笋，相互较劲似的一个接一个地冒出了泥土。据统计，20世纪80年代的西方心理学有100多种心理治疗理论；到90年代这个数字就翻了一番，出现了200多种心理治疗理论；而如今心理治疗理论已接近500种。这些治疗理论或方法的发展顺应时代的潮流，但有些一出现便淹没在大潮中，而有些则始终走在潮流的最前沿，如精神分析学、行为主义、人本主义、认知主义、多元文化论、后现代主义等思潮。就拿精神分析学与行为主义来说，它们伴随心理学研究的深化与社会的发展而时刻出现

---

[1] G.Gigerenzer.Surrogates for theories.*Theory & Psychology*，1998，8.

日新月异的变化，衍生出更多的分支、派别。例如，精神分析理论在弗洛伊德之后便出现了心理分析学、个体心理学、自我心理学、客体关系学派、自体心理学、社会文化学派、关系学派、存在分析学、解释精神分析、拉康学派、后现代精神分析、神经精神分析等；又如，行为主义思潮也飞迸出各式各样的浪花：系统脱敏疗法、满灌疗法、暴露疗法、厌恶疗法、代币制疗法、社会学习疗法、认知行为疗法、生物反馈疗法等。一时间，各种心理治疗理论与方法如繁星般以"你方唱罢我登场"的方式在心理治疗与咨询的天空中竞相斗艳，让人眼花缭乱。

那么，我们应该持怎样的态度去面对如此琳琅满目的心理治疗理论与方法呢？对此，我们想以《爱丽丝漫游奇境记》中的一个故事来表明立场：爱丽丝与一群小动物的身上被弄湿了，为了弄干身上的水，渡渡鸟（Dodo bird）提议进行一场比赛。他们围着一个圈跑，跑了大概半个小时停下来时，他们的身上都干了。可是，没有人注意各自跑了多远，跑了多久，身上是什么时候干的。最后，渡渡鸟说："每个人都获胜了，所有人都应该得到奖励。"心理学家罗森茨韦格（Rosenzweig）将之称为"渡渡鸟效应"，即心理治疗有可能是一些共同因素在发挥作用，而不是哪一种特定的技术在治愈来访者。这些共同的因素包括来访者的期望、治疗师的人格、咨访关系的亲密程度等。而且，已有实证研究证实，共同因素对治疗效果发挥的作用远远超过了技术因素。然而，尽管如此，我们认为，各种不同治疗取向的存在还是十分有必要的。对于疾病来说，可能很多"药物"（技术）都能起作用，但是对于人来说，每个人喜欢的"药"的味道却不一样。因此，每一对治疗师与来访者若能选择其喜爱的治疗方法来共同度过一段时光，岂不美哉？！而且，事实上，经验表明，在治疗某种特定的心理疾病时，也确实存在某些方法使用起来会比另外一些方法更加有效。

因此，在这个越来越多元化发展的世界中，我们当然有理由保持各种心理疗法的存在并促进其发展。美国心理学会（APA）在这方面做了大量工作。APA对学校开设的课程、受读者欢迎的著作、广泛参与的会议进行了深入的调研，确定了当今心理治疗领域最为重要、最受欢迎、最具时代精神的24种理论取向；并且选取了相关领域的领军人物来撰写这套"心理治疗丛书"，这些领军人物不但是相关理论的主要倡导者，也是相关领域的杰出实践者。他们在每本书中对每一种心理治疗理论取向的历史作了简要回顾，对其理论进行了概括性阐述，对其治疗过程进行了翔实的展示，对其理论和疗效作出了恰当的评价，对其未来发展提出了建设性的展望。

这套丛书可谓是"麻雀虽小，五脏俱全"。整套丛书可以用五个字来概括：短、新、全、权、用。"短"是短小精悍，本套丛书每册均在200页左右，却将每种取向描述得淋漓尽致。"新"是指这套丛书的英文版均是在2009年及之后出版的，书中的心理治疗取向都是时下最受欢迎与公认的治疗方法。"全"是指这套丛书几乎涵盖了当今心理治疗领域所有重要的取向，这在国内目前的心理治疗丛书中是不多见的（比较罕见的）。"权"是指权威性，每一本书都由相关心理治疗领域的领军人物撰写。"用"是指实用性，丛书内容简明、操作性强、案例鲜活，具有很强的实用性。因此，这套丛书对于当今心理咨询与治疗从业者、心理学专业学生以及关注自身心理健康的一般读者来说，都是不错的专业和普及读本。

　　这套"丛书"共24本，先由安徽人民出版社购买其中9本书的翻译版权，现由重庆大学出版社购买其中14本书的翻译版权。两社领导均对这套"丛书"给予高度重视，并提出具体的指导性意见。两个出版社的各位编辑、版贸部工作人员均付出了辛勤的劳动，各位译者均是活跃在心理学研究、教学和实践的一线工作者，具有扎实的理论功底与敏锐的专业眼光，他们的努力使得本套丛书最终能呈现在各位读者面前。我们在此一并表达诚挚而衷心的感谢！

郭本禹

2013 年 8 月 10 日

于南京郑和宝船遗址·海德卫城

译者序

2020年端午节之际，北京炎炎夏日却迎来大雨，带来一阵阵清凉。而北京由于新型冠状病毒肺炎（COVID-19）疫情近期再次复发，让人们难免心情沉重。受疫情影响没做任何外出旅游计划，我便利用假期在家中对本书译稿做最后审校和修改。在这次审校修改过程中，内心涌现出一种复杂的情感，既感到欣慰又感到遗憾。本书历经四年，五次修改，终于就要和读者见面了，深感欣慰；而本书的翻译过程一波三折，如此重要的接纳承诺疗法（ACT）经典著作，却没能及时面世，又深感遗憾。

记得是2015年底郭本禹老师联系我翻译此书，当时我正在翻译海斯的另一本厚厚的专著《接纳承诺疗法：正念改变之道》，担心时间紧张，有些犹豫，但是看到本书很薄，而且两本书内容相关性很强，不少内容是重叠的，因此，就答应了。按照计划2016年底出版，当时为了尽快完成翻译任务，也为了让学生们都能系统学习海斯的专著，我便组织了课题组所有学生参与翻译，他们有王淑娟、白晓宇、曹静、熊朋迪、吉阳、金美惠、王分分、朱丽莎、龙红、崔云龙等。大家在翻译的过程中对ACT有了系统的学习，虽然很辛苦，但是积极性很高，仅仅在半年内就完成了第一稿。可是，随后的审校就显得异常艰难了。由于学生们没有参加过 ACT 系统培训，对 ACT 的理解主要局限于文献和文章，加上海斯的写作风格非常学术化，常常使用超复杂的长句表达，因此学生们在翻译的时候虽然尽量保证了直译的"信"而很难做到流利准确的"达"的要求。因此，我又邀请了接受 ACT 系统培训的三位曾经在海外学习的咨询师对第一稿进行修改，他们是魏臻、刘一桐和陈慧贞。特别是魏臻老师，对本书的修改付出了很多精力。我在完成了海斯的《接纳承诺疗法：正念改变之道》出版之后，开始对本书译稿进行进一步修改、审校。在修改、审校过程中，得到了重庆大学出版社敬京编辑的大力支持，她对本书译稿提出了很有价值的修改意见。本书的修改、审校来回五遍，历经四年多，这是当初接任务时没有想到的。不过，好事多磨，这几年来，ACT 在国际和国内的发展非常迅猛，这本书的出版，正好能满足广大读者学习和了解 ACT 的需要。

本书是美国心理学会（APA）组织编写的 24 本经典"心理治疗丛书"之一，这套丛书选择了 24 种当今最受欢迎、最有影响、最具时代精神的循证治疗方法，而 ACT 作为其中之一，说明 ACT 作为认知行为治疗第三浪潮代表疗法已经进入主流治疗方法而且其影响力越来越大。本书应该说是 ACT 创始人海斯教授亲自撰写的一本经典的 ACT 教材，对于中国广大精神科医生、心理咨询师、心理治疗师和临床心理学专业的学生来讲是了解ACT 的入门佳作。本书系统而又简明扼要地介绍了 ACT 的产生背景、发展历史、基本理论、治疗过程、评估方法及未来展望，里面还有不少治疗案例的治疗对话，比较生动地展现了 ACT 治疗过程及具体技术。当下，疫情给人类带来了巨大公共卫生灾难，在抗击疫情的过程中，既要救护患者生命，做好疫情防护，还需要提高人们应对压力的能力，维护身心健康。世界卫生组织在 2020 年推出应对疫情压力的科普书籍时，选择了由海斯教授的学生哈里斯所撰写的《在压力之际，做重要之事》（ *Doing what matters in times of stress* ），说明 ACT 已经被世界卫生组织认可并推广到全球范围。面对疫情压力，ACT 可以提高人们的心理灵活性，帮助人们接纳各种焦虑、恐惧、抑郁的情绪反应，缓解不必要的痛苦，帮助人们澄清生活的价值方向，采取承诺行动，做重要的事情，从而让人们的生活更加丰富、充实而有意义。在这次抗击疫情期间，我也为武汉市教育局 300 多名心理老师做了 ACT 初级和中级培训，为上海理工大学组织的上海市 50 多所高校心理老师做了 ACT 培训，还为华东师范大学附属精神卫生中心的 20 多位精神科医生做了 ACT 初级培训，受训者一致反馈 ACT 非常好。本书历经诸多波折，终于面世，也是恰逢其时。我相信本书会对我国广大精神卫生和心理健康工作者学习 ACT 提供很好的帮助。

　　值此书稿付梓之际，感谢组织翻译这套丛书的主编郭本禹老师能够给我们这个机会，感谢重庆大学出版社编辑敬京老师对我们的信任和支持，感谢参与翻译的诸位学生付出的努力，感谢魏臻老师和曹静同学，在整理书稿、修改书稿的过程中付出了大量心血。虽然本书五易其稿，尽量按照"信达雅"的标准修改，但是，由于文字修养有限，很难达到"雅"的水平，也难免有疏漏错误之处，希望读者朋友不吝赐教，多提宝贵意见。

最后，祈祷人类早日战胜新冠肺炎病毒，祝愿读者朋友平安、健康、幸福！

祝卓宏

2020 年 6 月 25 日于中关村人才苑

丛书序言

　　有人可能会认为，在当代心理治疗的临床实践中，循证（evidence-based）干预以及有效的治疗结果已经掩盖了理论的重要性。也许，是这样吧。但是，作为本丛书的编者，我们并不打算在这里挑起争论。我们确实了解到，心理治疗师一般都会采用这种或那种理论，并根据该理论来进行实践，这是因为他们的经验以及几十年的可靠证据表明，持有一种坚实的心理治疗理论，会有助于治疗取得更大的成功。不过，在具体的助人过程中，理论的作用还是很难以解释的。下面这段关于解决问题的叙述，或有助于说明理论的重要性。

　　伊索讲述了一则寓言，关于太阳和北风进行比赛，以确定谁最有力量。他们从天空中选中了一个在街上行走的人。北风打赌说他能够脱掉那个人的外套，太阳同意了这次比赛。北风呼呼地吹着，那个人紧紧地裹着他的外套。北风吹得越猛烈，他就裹得越紧。轮到太阳了。他用自己所有的能量照射出温暖的阳光，不一会儿，那个人就把外套脱了。

太阳与北风之间的脱衣比赛与心理治疗理论有什么关系呢？我们认为，这个貌似浅显的小故事强调了理论的重要性，理论引发了有效干预，从而得到令人满意的结果。离开了理论的指导，我们可能只治疗症状而没有理解个体的角色。或者，我们可能用尽力气反而令来访者冲突愈烈，却想不到，有时，间接的帮助手段（阳光）甚至比直接的帮助手段（风）更有效，或者效果相当。离开了理论，我们很可能会脱离治疗原理的轨道，陷入社会主流标准，懒于躬身乍看上去细微的小事了。

理论到底是什么呢？《美国心理学会心理学词典》（*APA Dictionary of Psychology*）将理论界定为"一种或一系列相互关联的原理，旨在解释或预测一些相互关联的现象"。在心理治疗中，理论是一系列的原理，应用于解释人类的思想或行为，包括解释是什么导致了人们的改变。在实践中，理论创设了治疗的目标，并详细说明了如何去实现这些目标。哈利（Haley，1997）指出，一种心理治疗理论应该足够简单，让一般的心理治疗师能够明白，但也要足够综合，以解释诸多可能发生的事件。而且，理论在激发治疗师与来访者的希望，认为治愈是可能的同时，还引导着行动朝着成功的结果发展。

理论是指南针，指导心理治疗师在临床实践的辽阔领域中航行。航行的工具需要经过调整，以适应思维的发展和探索领域的拓展，心理治疗理论也是一样，需要与时俱进。不同的理论流派通常会被称作"思潮"，第一思潮便是心理动力理论（比如，阿德勒的理论、精神分析），第二思潮是学习理论（比如，行为主义、认知行为学派），第三思潮是人本主义理论（以人为中心理论、格式塔、存在主义），第四思潮是女性主义和多元文化理论，第五思潮是后现代和建构主义理论。在许多方面，这些思潮代表了心理治疗如何适应心理学、社会和认识论以及心理治疗自身性质的变化，并对这些变化作出了回应。心理治疗和指导它的理论都是动态的、回应性的。理论的多样性也证明了相同的人类行为能够以不同的概念化来解读（Frew & Spiegler，2008）。

我们编撰这套美国心理学会的《心理治疗丛书》时，有两个概念一直谨记于心——理论的重要性和理论思维的自然演化。我们俩都彻底地为理论以及每一个模型的复杂思想范畴所着迷。作为教授心理治疗理论课程的大学教师，我们想通过编辑出的学习材料，向专业人士以及正在接受培训的专业人员强调主流理论的重要性，更向读者展示这些模型的最新形态。通常在关于理论的著作中，对原创理论家的介绍会盖过对模型进展情况的叙述。与此相反，我们的意图是要强调理论的当前应用情况，当然也会提及它们的历史和背景。

这个项目一开始，我们就急需做出两个决定：选取哪些理论流派并由谁来撰写？我们查看了研究生阶段的心理治疗理论课程，看看哪些理论在列；我们也查阅了受欢迎的学术著作、文章和学术会议情况，以确定最能引起人们兴趣的是哪些理论。然后，我们从当代理论实践的最优秀人选中，列出了一份理想的作者名单。每一位作者都是他所代表取向的主要倡导者兼知名的实践者。我们请每一位作者回顾该理论的核心架构，然后通过循证实践的背景查看该理论，从而将它带进临床实践的现代范畴，并清晰地说明该理论在实际运用中情况如何。

本套丛书计划涉及 24 个主题。每一本书既可以单独使用，也可以与其他几本书一起作为心理治疗理论课程的资料。通过选择导师可以创设出一门课程，介绍他们所认为的当今最卓著的治疗方法。为此，美国心理学会出版社（APA Books）还为每一取向制作了一套 DVD，以真实的来访者案例实践来演示该理论。许多 DVD 都展示了六次以上的面谈。有兴趣者可以联系美国心理学会出版社，以获得一份完整的 DVD 项目清单。

接纳承诺疗法（Acceptance and Commitment Therapy，ACT）正迅速成为全世界最流行的疗法之一。随着你阅读这部重要著作，你很快就会理解这是为什么。ACT 具有实践性，在认知行为主义的干预方法中强调了东方的正念与接纳概念以及西方的行为转变和承诺策略。ACT 的目标是培养心理灵活性。这种治疗方法引导来访者学会投入生活以及学会觉察思维、感受和行为，紧接着激发所需的行动，把他们带到与核心价值一致的方向上。在这套丛书中，ACT 的奠基人之一史蒂文·C. 海斯（Steven C.Hayes）

携手杰森·利利斯（Jason Lillis）引领大家入门，帮助大家理解这种方法，并明白为什么它能够获得如此多专业人士的强烈支持。本书是这套丛书的重要补充。

—— 乔恩·卡尔森和马特·恩格拉-卡尔森

（Jon Carlson and Matt Englar-Carlson）

参考文献

Frew, J., &Spiegler, M.（2008）.*Contemporary psychotherapies for a diverse world*. Boston，MA：Lahaska Press.

Haley, J.（1997）.*Leaving home：The therapy of disturbed young people*.New York， NY：Routledge.

前言

自 30 年前创立以来，接纳承诺疗法（Acceptance and Commitment Therapy，ACT）以及它关于人类认知的基础理论在认知行为疗法和行为分析中变得越发重要，在实证支持的疗法中更是如此。在这本书中，我们将解释什么是 ACT，它从何而来。我们讨论 ACT 背后的哲学和理论，描述心理病理模型、发展进程和干预模型。我们展示它的一些方法，以及研究结果。我们充分利用治疗记录，其中有一部分是节选，绝大部分是根据清晰和保密的需要而整理编辑的实际案例报告。

ACT 是由史蒂文·C.海斯在 1980 年左右首先提出的。随后被史蒂文的学生和同事发展成了更加有结构的系统，尤其包括科尔克·斯特尔萨拉（Kirk Strosahl）和凯利·威尔逊（Kelly Wilson）（1999年出版的 ACT 原著的合著者）。本书的合著者杰森·利利斯（Jason Lillis）也曾是海斯的学生。

本书主要采用对话的形式。我们把读者称为你，把作者——有时候也包括我们的同事——称为我们。我们这些作者在书里匆匆地穿越时光窥视未来，也强烈地邀你加入，置身其中。我们希望尽可能把这种干预方法阐释得透彻明了，以期与你产生共鸣。如果我

们真的成功了，在读完本书后，你就会知道花时间和精力去学习
ACT 是值得的。

本书包含一份实用的源自专业词典的术语表。其中有一些术语
在我们讨论 ACT 时没有用到，但可以帮助你更好地阅读本领域的
其他著作。

我们的目标是展开一场对话，以助你理解 ACT 并在实践中利
用 ACT 更好地造福来访者。我们希望你不仅了解这本书的理论基
础（大脑），知悉 ACT 著作中的技术方法（双手）——无论是借
鉴的还是原创的，还能理解这部著作的核心思想。

ACT 讨论的是人类要共同面对的最根本困惑。欢迎你的到来！
请坐！让我们谈谈心理学、谈谈生活、谈谈做人为何如此艰难以及
我们怎样才能活得轻松些。

C ONTENTS
目录

导言

CHAPTER ONE

做人为何如此艰难？这是心理治疗领域以及整个心理学界的核心问题。与其他生物相比，我们在物质享受上获得了非凡的成功，然而，即使我们物质上相当富足，却常常感受到内心的痛苦。对整个人类而言，物质和精神的富足似乎难以兼得。

人类常常认为自己很特别。有本杂志封面上提出这样的问题："宇宙中存在其他形式的智慧生命吗？"几乎没人会注意到这个问题所传达的自我赞赏。它像在问："宇宙中还有谁会像我们一样完美呢？"

我们不应该对人类的天性过于挑剔。我们的确与众不同。我们可以预见未来，我们可以绘制美丽的图画、建构精妙的数学系统和探索星空的奥秘。在身体之外的世界里，我们是解决问题的能手。

但是我们仍然挣扎着。我们想征服世界的欲望使解决人类痛苦的课题变得更急切、更奇妙、更深刻。做人为何如此艰难？即使人类对外部世界拥有无法比拟的优越性，但仍然会感到空虚、孤独、恐惧或悲痛。他们把生活转向成瘾、强迫或幻觉。他们挣扎在亲密关系中，被自杀念头拖着走。无处不在的人类苦难令人震惊，甚至在大多数发达国家也如此。外部世界的任何事物都不能保证健康、成长和幸福。让人类痛苦的不是外部世界——而是内心世界。

在心理治疗中，我们已经习惯把精神疾病综合征当作人类痛苦的源头。这都是对痛苦来源很不恰当的回答。这些之所以是"回答"，完全只是因为我们未能停下来思考"综合征"到底是什么。

综合征只是体征（能看到的）和症状（人们抱怨的）的集合。例如，我们能看到滥用毒品，或能听到人们抱怨悲伤的感受。换句话说，体征和症状是人类不幸的特征。我们对症状感兴趣，因为希望它能证明依据特征进行分类并贴上相应的标签是有用的。但一旦这些类别被命名，我们开始说某些人属于某种类别，或宣称我们能预防或治愈时，那么另一种情形也便有可能发生——这些体征和症状未得到任何处置，只是被命名了而已。

结果就是产生一个语言的幻象称为具体化。通过定义，那些综合征并不能也无法解释痛苦和障碍，因为它们最多只是痛苦和障碍的形式而已。现象不能自我解释。这就好比说："做人之所以如此艰难的原因在于它就是如此之难。"但这不是"为什么"之间的合理答案。

对综合征的研究确实有一个更大的目的：是为了在最后能够回答"为什么"的问题。通过系统地、认真地对体征和症状分组，希望得知这些特征的来源（病因学）、如何随着时间而发展变化（它们的发展进程）、该如何处理（治疗效应）。当这些发生时，那些综合征就已经变成了疾病：一个单独的标签，具有已知病因、发展进程和治疗效应的体征和症状的分类集合。

疾病是病理学的合理解释，如果一些精神病性综合征确实能让我们发现疾病所在，那就没有什么好抱怨的了。一种精神病性综合征变成疾病的不争例证是我们称之为的麻痹性痴呆症，这是一种精神病性障碍。它的体征包括瞳孔反射异常、肌反射异常、癫痫、记忆损伤和精神病行为。它在 19 世纪 50 年代被怀疑是由梅毒引起的，最后在 100 年前发现患这一疾病的人脑中有梅毒螺旋体。诱发疟疾有时能治愈这种病，这一发现被授予了诺贝尔奖。后来抗生素的发明提供了一个更加人道的解决方法。

这就是综合征模型的运作方式，但是这个例子证明了一个令人沮丧的规则。虽然有少数精神疾病综合征的案例发现了病因，特定的精神疾病是病因，但还存在争议。那些能脱口而出的标签，如抑郁症、精神分裂症、酒精成瘾症、强迫性精神障碍等都不是疾病，而且可能永远都不是，因此它们不应该被贴上疾病的标签。人们对人类基因组计划最初所保持的热情已经被深深钉进了棺材里：现在我们知道对这些综合征构成影响的基因种类如此繁多（它们大多是"多基因性"），以至于远远超过了所能分析的影响人类的基因种类范围。通过一些案例，我们现在也知道由心理及环境影响而导致的基因变化，有些并不通过 DNA 遗传（被称作表现遗传影响），这有可能比单纯的基因参与与否重要得多，但是人们对表观遗传本身的理解还很少。考虑到已知的基因、表观遗传、心理和文化因素的复杂性，像精神分裂症或抑郁症等主要精神病性综合征要获得"疾病"状态的可能性，在可预见的未来趋于零。在一个世纪左右只完成一项策略性的工作几乎不能叫作真正的进步。这只是让我们知道"做人如此艰难"显然不是因为综合征。

好，那么是因为什么呢？我们需要答案，或至少一条通向答案的路径。

在生物医学领域，对综合征的研究并不总能找到答案。当一个或由一组相关的过程组成的病因学过程产生许多不同的结果，或者一个结果来自不同的病因学过程时，综合征研究的策略将不会奏效。这种情况通常会出现在实验室而非临床，这是由病因学致病机理的基础研究的性质决定的。例如，环境变异能够改变调节细胞生长的基因从而导致癌症。这一结论并非来自对不同类型癌症的研究，而是来自基础实验室中对伴随细胞生长的防病过程的理解。

一种采用以引导的、过程为导向的方法来理解人类的遭遇以及为何物质与精神的发展难以两全的心理疗法是接纳承诺疗法（Acceptance and Commitment Therapy），或简称 ACT［Hayes，Strosahl，&Wilson，1999，2011；ACT 通常被读成一个词，而非三个首字母，主要是因为怕听起来与电休克疗法（Electroconvulsive Therapy，ECT）的缩写发音相混淆］。ACT 疗法主要聚焦于我们前面提及的重大问题，但是它又追求不同的可能性答案：一组正常的和必要的心理过程能使人类从痛苦或受限转化为全面发展。这些理念不仅在临床，并且已经在实验室里被发现。ACT 研究者们相信他们已经找到了使我们痛苦的部分原因：我们有着特殊的能力，但这些特殊能力本身能轻易地导致精神病性障碍以及使得人类受困。在下一章节我们将开始解释这些能力，进而开始不按照主流的综合征策略回答我们的重大问题。

即使在开始进入详细内容之前，不管怎样，看看这种方法如何把重大问题完全颠覆是非常有趣的。从 ACT 的概念角度，我们在本章开篇提到的那本杂志封面上的问题，也许这样问会更有意义：
"宇宙中存在着其他形式的神经质和不可理喻的僵化生命吗？"

什么是 ACT ？

ACT 是一种语境行为的干预方法，运用接纳和正念过程，以及承诺和行为改变过程，产生心理灵活性。心理灵活性是指不带任何防御地体验想法、感受、感觉和记忆本身，如其所是而非如其所述地体验，并且（根据当下）在个人价值方向的指导下坚持或改变行为。

心理灵活性包含六个相关的过程：接纳、认知解离、关注当下、以己为景、认定价值和承诺行动。心理灵活性模型基于行为原理以及被称为关系框架理论（RFT）的语言和认知行为理论。ACT 和 RFT 是拥有更大发展策略的语境行为科学（CBS）方法的组成部分（Hayes, Levin, Plumb, Boulanger, & Pistorello, in press; Vilardaga, Hayes, Levin, & Muto, 2009），它以在行为分析中可见的但朝不同方向扩展了的功能性语境思维为基础（Biglan & Hayes，1996）。CBS 的目标是发展一种综合性和一致性的心理学，以更加充分地应对人类健康的挑战。

心理学领域充满了二元对立和重叠性问题。心理学是心智研究还是行为研究？是基础科学还是应用科学？临床心理学是门艺术还是门科学？这个领域被大量这样的问题所包围。在这样的问题语境下，ACT 有时很难归类。它从学术江湖浮现出来——语境行为心理学——主流学派很少问津，甚至难以被人理解。因此，在外界看来，ACT 有点怪。

尽管它有很强的行为学根基，但是 ACT 可以说是从认知领域综合性基础实验学科 RFT 中独立出来的唯一的主要临床方法，也是一种深度体验性的方法。与行为治疗相比，外界看来它更像完形疗法、存在主义疗法、人本主义方法，甚至是分析性方法。尽管事实上，ACT 是循证支持的一种疗法，但是 ACT 研究者反对这样的观点，因为临床科研过程主要是对各类综合征按照手册治疗并采取随机对照实验的。人们一开始常常对 ACT 的临床技术着迷，然而那些 ACT 的创始者似乎对技术本身并不感兴趣。他们对它的发展策略 CBS 和它所拥有的一套假定的改变过程——心理灵活性更感兴趣。

综上所述，刚开始你可能很难接受 ACT，就像是要把一个方形的榫放入圆形的卯中。在你试图理解 ACT 时，可能和刚接受 ACT 治疗的来访者一样迷茫。

ACT 针对的是以解决问题为主导的大脑模式，通过语言文字和认识，这一模式似乎很容易运作。但根据 ACT 理论，大脑的这一模式不是解决人类问题的唯一的或最好的方法。而现实却是自相矛盾的：人类是因为问题才去治疗。去寻求治疗本身就是一个问题解决策略，因而 ACT 对问题解决的普适性持怀疑态度。

如果你想对 ACT 进行总结，想象一位女子正深陷于自己的问题：她坐在那里，面前有一个文件夹，她正忙碌着写下她的问题特征，并希望出现一个解决方法来指导她的行动。文件夹被她紧紧地举在眼前——仿佛问题的答案会从她紧盯着的、写着问题特征的文件夹中跳出来似的。她非常焦急地、忙碌地剖析着所想到的正确解决问题的方法，期待找到正确答案使生活从此改变。

ACT 不是在文件夹上增加更多材料，而是尝试将文件夹从面前移开。ACT 不是去分析所写痛苦的特征以启发新的问题解决策略，而是尝试帮助人们看到聚焦于文件夹所付出的代价。ACT 不是等待一个解决办法，而是聚焦于将当下个人生活的价值与过上积极的生活联系在一起。

个案举例

乔治，28 岁，西班牙机械工程师，与惊恐障碍战斗了 10 年之久。他住在他酒鬼爸爸的小房子里。父子之间冲突频发，关系恶劣。他埋怨父亲一直以来对他的苛责和控制，并且想要努力控制自己的不安全感。焦虑让他不能正常工作，他仅依靠两个成功的机械专利过着简朴的生活。他定期申请附加专利，希望能大赚一笔，这样就能富有并让人崇拜。

乔治想了很多应对焦虑的策略。五年以来，他离开家的距离没超过 20 千米。因为极度害怕成瘾，他出门时还是常常带着苯二氮卓类药物"以防万一"。他的朋友圈很小，都是自高中时就认识了的，大部分来自他曾表现出色的那支棒球队。朋友中没人知道他上大学后就开始了与焦虑的斗争。起初他想要当老师，但是父亲坚持认为他应该成为一名工程师，然后给他选择了一所学校，并威胁如果他去其他地方就不会为他付学费。尽管表现优异，但乔治并不喜欢工程学。他从第二学期开始惊恐发作，他迫使自己挣扎着度过学校生活，随之而来的是焦虑问题变严重。到他回家的时候，焦虑症已经非常严重。为了隐瞒朋友，他虚构了一个假想的生活来搪塞他们：他是一名工程顾问，需要四处出差，或者一天到晚埋头商务会议。在焦虑严重时，他常常搬出工作中有紧急事件需要临时处理来解释社交活动的缺席。他在自己的房间时很少惊恐发作，他可以花大把的时间弹吉他，通过网络与他人交流，以及努力创造发明维持生计。他觉得自己离不开父亲的房子，因为不需要支付房费。他最后的一次约会是三年前。自从大学回来后，他有过两段长期的亲密关系。一段是与高中认识的女孩，另一段是通过社交网站认识的。两段亲密关系的结束都是因为女朋友对他有限的生活方式感到失望。

当乔治打电话来寻求帮助时，他并非是冲着 ACT 来的。他打电话是因为受一位咨询师的转介，那位咨询师与他以咨客中心疗法做了两年的工作，但是没有起色。ACT 过程包括 1 次评估对话、1 次关于"创造性无望（creative hopelessness）"和知情同意协议的对话，12 次主要的治疗咨询和 3 次缓解期的随访咨询。治疗次序是混合的，但有 4 次咨询主要聚焦在接纳和解离技术，3 次主要聚焦在价值，3 次交叉聚焦在心理灵活性过程以及暴露练习（地点在当地的公路上和一个 50 千米外的森林）。随访咨询是混合咨询，最后的咨询通常广泛地聚焦在如何处理复发。家庭作业包括录音指导的冥想练习，在治疗中期以后，定期进行以价值为基础的暴露练习。现在不解释治疗本身——我们会用整本书来解释。相反，我们将描述治疗在何处结束，以及显示出的 3 个转折点。在本书稍后的部分里，你将看到更多关于刚才介绍的咨询内容如何能够带来这样的改变。

治疗即将结束时，乔治已经离开了父亲的房子，搬到了一个小公寓。他获得了一份在当地高中担任商店导购员的临时工作。他不再使用或携带苯二氮卓类药物。他也告诉了朋友关于自己焦虑的问题，并且与大学认识的一个女孩交往。他偶尔会有焦虑发生，但是都不会使其回避和拒绝创伤体验。他这样解释两者的不同：

即使第十次焦虑发作，也与惊恐发作不同。它们只是焦虑而已。又能怎样？过去我总是认为回避焦虑事关生死存亡。现在我不这么认为了。它可以随意来去。我几乎是欢迎挑战的——每次焦虑的出现都会让我学到些东西。

终止治疗后一年，乔治结婚了，并育有一子。他的工作也稳定了，还兼任了高中棒球队的义务助理教练。

治疗中的三次转折点描绘了干预过程的本质特性。乔治最初是用一些暴力的词来描述他与焦虑的斗争，称为"关在笼中殊死搏斗"。在一次早期咨询中——该咨询的目的是教他接纳情绪，学习看到当下呈现的想法（其中一部分叫解离）——要求他进行闭眼的物化练习，让其将焦虑拿出放到自己面前的地板上，然后回答关于焦虑外观的问题（Hayes，Strosahl，&Wilson，1999，pp.170-171）。乔治接下来将他的焦虑描述为巨大的、黑色的、快速移动的、强有力的、周围长满锋利的刺尖的、很黏的，但是内部非常光滑的物体。当问及对这个物体的感受时，他回答说非常地厌恶。然后要求他将厌恶拿出来放到面前，同时也把焦虑放到那里。当他描述厌恶的外观时，他说是米色的、稠稠的一团。它看起来移动得很慢、黏糊糊的。它非常结实，里面像有一只手在一张一合。

治疗师：此刻你能将它就放在那里吗？我们过一会儿再将它取回来。现在我希望你就只把这种厌恶的感觉当作你来到一间屋子里看到的一个物体一样看待它。它是黑色的、一团的、有点脏、缓慢移动的、强壮且跳动的。可以吗？

乔治：好。可以。这样看不错。我想我知道它在那里，但一直以来真的太关注焦虑了，所以这一次它似乎变得不同了。

治疗师：很好。我们现在一起去看看焦虑。回头看一眼焦虑。它还在那里吗？

乔治：是的。

治疗师：它看起来像什么？

乔治：奇怪。完全不同了。它有点像一堆布料，也可能是一块旧的浴帘，有点脏，白色的，有些地方已经磨得有点透了。我不确定它是否可以动弹，反正就堆在那里。

治疗师：它有多强壮？

乔治：它或许可以覆盖住某些东西，但还称不上强壮。

治疗师：（停顿片刻）这堆白色的脏东西告诉你了什么？

乔治：（停顿片刻）这是我自己滋生出来的恨意，而且是我赋予了它力量。

这个体验标志着一个转折，即来访者开始越来越多地聚焦在与焦虑的关系上而不是焦虑本身。他常使用这个短语"那又怎样？"，表示焦虑仅仅是焦虑而已，并且不再用自己的回避、恨意和挣扎来继续滋养它。

在第一次关于价值的咨询中，乔治否认想要孩子，认为"学工程还 OK。虽然这不是他最初想要的，但是它带给他一定的收入"。第二个星期，他报告了与以往不同的一次体验。他在家附近散步，并停在一个小公园。他说看见一位父亲与两个上小学的儿子正玩着棒球。即使孩子们的球技有限，但父亲还是很有激情，同时不停地鼓励孩子，明显能感觉到父亲和孩子们玩得很开心。当看到眼前的一幕时，乔治发现自己流泪了。他对于这样的体验充满困惑，但感觉到这对他非同一般。他在离球场不远的地方坐了好久，一直看着那一家人玩耍，而眼泪止不住顺着脸颊流下来。

对乔治治疗的核心目标是帮助他打开已经回避了许久的内心世界，看到他真正的需要和欲望。他最开始想当老师，一部分原因是希望能给予孩子们支持和鼓励，可是因为屈服于善意却专横的父亲，放弃了自己的选择而走上了另外一条道路。另外，乔治意识到，他自己根本不是不想要孩子，他对一个充满爱的家的渴望超过一切，但觉得自己不够好，不能肩负起父亲这一职责。

几周后，随着他越来越能接受自己的焦虑和挣扎，他结束了治疗。他告诉一个朋友，由于自己过去一直在与焦虑症作斗争，实际上一直没有一份稳定的工作，他曾经也耻于承认这一现实，但现在能很好地应对。他的朋友在当地的一所中学工作，了解到这学期学校商店有一位店员离职，现在急需一名导购。想要和孩子一起工作的想法涌上心头，乔治立即决定应聘那份工作。

第三个转折点出现在暴露阶段。当惊恐发作时，困扰他的想法之一是他将会迷失，不知道自己身处何处。他同意找一处树林去练习接纳和解离技术，所以我们在那里安排了一次较长时间的咨询。治疗师陪同他一起到那里，然后中途借故离开，让他体验没有治疗师直接在场的安全感，因而感受焦虑。大约半小时后，来访者发出了一声厉吼，然后跑过山丘，消失在视野里，过了一会儿他又跑回来了。他将这个体验描述为感受着不断增长的焦虑和渴望逃避。当和焦虑斗争时，他开始带着一种好奇心去看他的想法和感受。他没有逃跑，而是感觉到通过不断接近它们，他拥有了更多的成长。当那个恐惧的念头袭来，他觉得如果翻越到树木茂密的山顶，很可能会迷路，并且再也找不到出路了——所以他大喊一声，径直跑向山顶，翻越而去。他面带微笑描述这种感觉是一个"惊心动魄的释放"，后来他又用这个词形容接受工作、与大学认识的女孩约会的体验。

　　某种程度上，我们都和乔治很像。我们带着对山的那一面的未知面对一座山，必须决定是返回、停下来还是冲上去。ACT 就是关于如何为前进的人们赋能的。

　　这条消息正好当下可以派上用场。解释 ACT 就像让我们去探寻山的另一面。所以你知道我们需要做些什么：冲上去。

小结

　　心理学，特别是心理治疗，需要努力解决为什么人类饱受煎熬，以及为什么即使物质再富裕也不能实现精神与物质的两全。最常见的答案是基于各种综合征，但这是来自其他领域的方法，且在长达数十年的努力后，这种方法依旧未能被证明是先进的。ACT 拥有不同的视角，回应了早期应用心理学中的行为主义的思考：发展一种更易理解的基本过程，在一定程度上可以用来解析人类的复杂性，从而促进成功改变的发生。如果能做到这些，那么本质上它便提供了一个替代综合征的方法。ACT 建立在认知领域综合性基础实验学科 RFT 之上。它与从被称作语境行为科学方法发展出来的归纳策略相连，它已经围绕心理灵活性核心概念，发展了一套有机组织的改变的假定过程。

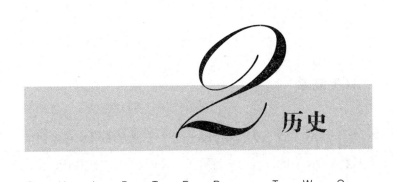

2 历史

CHAPTER TWO

对于大多数临床心理学专业的学生来说，接纳承诺疗法（ACT）是相对较新的一种疗法。在流行程度方面，确实是这样的。在描述ACT的第一本书（Hayes, Strosahl, & Wilson, 1999）出版之前，只有少数人知道这种疗法。它在大众中的快速传播大概可以追溯到ACT的第一本畅销书的出版（Hayes & Smith, 2005）。然而，ACT已有30多年的历史了（Hayes，1982）

ACT 溯源

为什么ACT这么久都不为人所知？它来自哪里？它为何呈现如此模样？ACT的发展历史解答了上述问题。ACT根植于行为疗法，随着行为疗法派生出认知行为疗法，ACT也恰是从这个过程中开始继续发展。正如我们上一章所述，ACT的发展策略——语境行为科学方法——也出现于那个时期。

任何知识史都是在讲故事，但要提醒人们注意的是，我们要讲的故事在一定程度上已经理想化了。这不是为了忽悠读者——只是因为实际经历的历史实在凌乱、独特、偶发而且多层面。只有事后才能明白当初凭直觉做出的决定是何等智慧和重要的。写就的历史言之凿凿、头头是道，即便如此，也还可能派生出不同的故事来。在下文中，我们会不断提醒你重视这个故事，因为我们讲述这个故事是为了达成一个知识目标：读懂ACT。鉴于这一目的，故事似乎可以这样来讲，就好像后来得出的结论在更早的时候就已经广为人知，但是学生们尤其不能指望自己学习知识的道路会像理想化的知识历史所揭示的那般清晰明了。

行为疗法

20世纪60年代中期，行为疗法刚刚起步，临床心理学的研究还很薄弱。测量问卷和研究方法模糊不清晰。典型地，本该由临床评分来评定的结果变成了显示对比图。社会心理学干预的对照性研究很有限，并且理论前景受控于心理分析和人本主义的方法。在早期行为治疗专家看来，这一系列特征是对临床心理学本身的双重打击，即无说服力的数据（打击一）和并不严格的理论（打击二）。

经验主义可以由更好的研究结果解决——但是理论上的问题解决起来也许更难。著名的小汉斯的案例（Freud，1928/1955）就说明了这一点。弗洛伊德（1928/1955）认为小汉斯非常害怕去学校而待在家里，他害怕门外的马车，是因为他被母亲的性所吸引，因此害怕被父亲阉割。待在家里被拥抱着是他学校恐惧症的秘密目的，并且他对戴着眼罩、有着大牙的马的恐惧实际上是他对戴着眼镜并且很生气地想要切除他睾丸的父亲的恐惧。弗洛伊德认为马进出大门的过程看起来像是从肛门排泄粪便一样，载重的马车像一个孕妇，并且"摔倒的马不仅仅象征他将死的父亲，也象征他正在分娩的母亲"（p.128）。

如果你对以上观点还没有翻白眼，早期的行为学家们肯定已经翻白眼了。并不是说这些观点是不可能的——而是它们与我们学习的基础科学的观点相比，显得不大可信，进一步地，它们看起来与这个案例的特征联系如此牵强而又不能证伪。来自实验的观点就不存在类似问题。在变得害怕走出门之前，小汉斯已经经历过几次与马相关的恐怖事件，包括眼睁睁地看着马车翻倒，听着骑马人的哭喊和尖叫。说到这儿，你也许能想到早期行为学家们的观点：也许小汉斯回避出门是因为他已经习得对马的恐惧（Wolpe & Rachman，1960）。心理学家们已经从实验科学中了解了一些有关习得性厌恶的知识，并且假设这样的事情在正常人中也会发生并不是胡乱猜测。相比之下，这个有趣但不严格的分析观点看起来与本案例的事实的联系更牵强，甚至更难检验。

第一代行为疗法有两个承诺，考虑我们刚才描述的历史背景，每一个都可以理解。早期的行为学家相信：（a）理论应该建立在由基本行为准则构建的科学基础之上，尤其是那些习得的行为和个体发育进化出来的行为；（b）应用技术应该具体化并且要接受严格的科学检验（Franks & Wilson，1974）。

这些行为疗法的根基也正是 ACT 的根基。我们对这两者兼容并包，不舍弃任何一个，虽然当时很多传统行为疗法以外的领域不这么做。除了以上所说，ACT 其实并不是传统的行为疗法取向，ACT 认为当行为疗法拒绝心理分析和人本取向方法时，它也越来越远离临床上丰富的问题了。

传统的行为疗法聚焦于直接的、外显的行为改变。到目前为止，这种情况还可以接受，但是试图不通过心理分析和人本主义的方法去解决超出特定行为改变的人类基本的问题就不行了。一些非实证派的心理学想要理解人们究竟想从生活中得到什么，或者为什么做人那么难。由于行为疗法排斥模糊、未经检验的或生僻的概念，所以这些问题也都相对不受追捧。这样就有些过头了。弗洛伊德对小汉斯的分析，就揭示了他对这些问题较合适的关注，比如，孩子的个性化、性欲和生活的内在模式。这些都是重要的问题，不管这样的理论化是很不严格还是未得到检验，对这些问题置之不理都是不对的。ACT 就是基于这样的观点，即心理学的理论必须能更好地应对人类健康方面的挑战，无论是深度、丰富性和复杂性，ACT 这一更具深度的临床传统在处理这些临床一线问题时做得很出色。ACT 有别于传统的行为疗法还有其他原因，但是这些原因还不易被理解，除非理解了传统行为疗法下一个重要的发展：认知行为疗法（CBT）的兴起。CBT 是怎样以及为什么发展起来的，这是 ACT 故事的核心。

认知行为疗法

人类是使用符号的物种。语言和图像能各自代表不同的人和事。人们用符号来思考、推理和解决问题。如果一个心理学的方法不能系统解释人类语言和认知的问题，那它就有严重的缺陷。

在传统的行为疗法中有两种思潮——刺激-反应（S-R）联结的学习理论和行为分析的选择主义。这两个传统方法对语言和高级认知都没有很好的解释。他们声称他们的理论做到了，但是当这些理论不能应用在丰富的实验研究项目和创新的临床实践中时，这些声明就变得非常空洞了。

临床医生很快敏锐地觉察到传统的行为观点对认知解释的局限。在动物实验中，至少在一段时间内，这样的缺点还可以接受，但是在临床中可不能如此。为了将思维纳入行为视角所做的努力，经常是更术语化而不具有实质性意义［例如，一些思维被称作内隐的操作性条件反射（covert operants），或简写为 coverants］，造成临床医生仍不知道怎么做。在行为疗法发展不到 10 年的时间里，临床心理学家如阿伦·贝克（Aaron Beck），艾伯特·艾利斯（Albert Ellis），麦克·麦哈尼（Mike Mahoney），堂·梅肯保姆（Don Meichenbaum）等人，都站出来说：“这还不够好。”他们认为，要想系统地了解认知，必须包括基于实证的治疗。传统行为治疗师约瑟夫·沃尔普（Joseph Wolpe）大声却有力地宣称已经解释了认知。斯金纳（Skinner）的追随者认为认知是一个合理的主题，但是认为因意外事故产生的外显行为同样能产生思维和情感。如果真是这样，那也就意味着分析想法和情绪并没有实际意义。一方面，他们将思维纳入行为；另一方面，他们又对实践不感兴趣。早期CBT的创造者对上述两种观点都不认同，临床医生更是投反对票。看来还有很多工作要做。

承认问题并不等同于解决了问题。通过动物实验得出的行为原则能很容易地运用到临床中，因为*这些原则针对的是可以通过直接改变环境来改变行为的事物*。而来自严谨的认知科学的原则就非常难以应用。世界上有数百个实验室都在呕心沥血地钻研认知体系结构（如，大脑的加工形式是自下而上还是自上而下的？符号的、联结主义的或混合的方法能带来更多提高吗？），但是它们似乎从来没有为治疗师们的实践带来什么不同，直到今天还是这种状况。

缺乏实践意义的很大一部分原因是认知科学实验的研究并没有聚焦于实际问题，更大的原因是导致认知差异的原因被推定是在大脑中，而不是在临床医生可以改变的可控语境下。为什么极少有来自严谨的认知科学的原则在CBT早期发展中起到显著作用，这个问题非常值得注意。

早期的CBT研究者采用另外一种方法。他们开始询问来访者的想法和感受，他们把这些回答归入多种图式、认知风格、情绪、错误认知等。例如，某些想法可以被说成是合理或不合理的信念。也就是说，这个疗法的研发者开始涉足认知的临床理论。

不久，风气变了。在心理学上痛苦挣扎的人们开始转而思考和感受一些典型特征：抑郁的人有更多的认知错误，焦虑的人更易于对过去的错误穷思竭虑。一旦捕捉到这些模式并对其分类，就可以完全靠逻辑直接瞄准其负性特征——毕竟，行为疗法在直接改变外显行为方面有效，因此直接指向认知错误并不算是一个很大的跨越。来访者被带领着学习觉察这些错误，测试它们，质疑它们，挑战它们，并最终改变它们。在这一系列的改变后，CBT 很快取代了行为疗法，直接促成来访者认知上的改变从而占据了舞台中央。虽然没有坚守以实验室为基础的学习原则，但是，由于 CBT 具有广泛的能被应用于认知和情绪的临床经验而逐渐发展成一个理论分支。在接下来的几十年里，CBT 在很多方面都与基于经验的临床干预融为一体。实证的临床方法对 CBT 来说是一步大跨越，但是实际上只要与循证治疗相关，任何理论、过程或原则都可以成为 CBT 的一部分。

CBT 还有很多优越的地方。循证治疗比以往任何时候都更加广泛和深入，并且认知、情绪和外显的行为都被确定为干预的合理目标，但是仍有一些东西被遗漏了。

创造一个独特的传统

CBT 兴起的简史为解释 ACT 最终两个根基的其中之一奠定了基础。我们认为必须解释认知，然而传统行为疗法对它的解释是不充分或不恰当的。但是 ACT 同样认为，基于语言和认知的临床理论来建立干预方法而放弃基于完善的实验室准则建立治疗方法，这种做法太冒险。我们认为传统的 CBT 找到了正确的问题却没找到正确的解决方法。相反，我们想创造出与行为传统最契合的解决方法：我们需要发展一套更广阔的行为准则，它包括对人们语言和认知本身的强大且实用的行为解释。

ACT 深层的科学哲学

了解 ACT 的这部分历史需要对它的哲学基础有一些理解。我们对把任何心理活动都视作另一个心理活动的原因的这种想法表示怀疑。我们怀疑的原因其实比证实什么是"真的"更实用。想法、情绪和外显行为都是心理学中的因变量，并且这个词"原因"就是指"我找到答案了"。这种起始并终止于因变量的答案对于实践者来说，并不是一个具有实用意义的满意回答。临床学家需要自变量——那些能直接改变并产生可靠结果的原因。我们认为任何好的对认知及认知的影响的解释，都需要揭示导致特定想法出现的历史和环境——以及特定的想法、情绪和行为间如何关联或不关联的历史和环境。

最后这部分最不寻常。它聚焦于想法产生的历史和当下情形的语境，在语境下想法起到或没起到既定功能——这一点都不足为奇，因为 ACT 起源于强调功能性语境思维的行为分析。例如，一个人可能被他严苛的父母贴了"我很坏"的标签，结果他就真的这么看待自己了。但在一个正常的思维框架里，这种想法不亚于当头棒喝。

然而，在其他很多情形下，同样的想法并不产生影响。例如这个把自己想成"我很坏"的人正在一部大片中扮演一个危险人物的角色，他有着非常严苛的父母。在前面的情形中，常常出现这种想法可能会导致他自杀；然而在后面的情形中，这些想法可能帮助他实现了最佳奥斯卡演员的梦想。

传统的认知观点似乎基于基本的现实假设（也可以说是"机械论"，但是为了避免歧义，我们更喜欢用"元素现实主义"这种说法）。也就是说，我们所关注的是在解释心理事件时，发现并模型化各个部分、关系和作用。

早期发展 CBT 的专家们认为心理世界被分割为具体的各个部分（如想法、情绪）。各个部分以各自的形式、排列及它们引导的力量相互影响。（例如，某种图式，导致不良行为的想法，并因此导致坏情绪和外显行为）。元素现实主义的目标是给真实世界建模：为了理解这些不同的部分、相互间的关系和相互影响的力量（Pepper，1942）。

元素现实主义在心理学，更多地在自然科学中有一段很长并相对成功的历史。它充当了 S-R 学习理论的基础，也是后来信息加工理论的基础。然而，这个模型可能为临床学家带来实际问题，因为因变量和自变量在元素现实主义模型中处于同等地位。如果我以经典的方式呈现这个问题，你就能明白我是什么意思了（确实，你可能会同意这种观点）。假设，我们说"态度和环境都是行为的原因",这样听起来不错,但是它包含这样一种观点,即在这个世界的模型中没有必要指向可操作的事件(不需要那么明确自变量与因变量吗?)。态度是一种因变量,心理学的任务就是解释态度。行为亦是如此。执业者无人知道该怎样直接改变态度或行为。如果"态度导致行为",那临床学家们能直接改变的自变量在哪儿呢?是什么引起了态度?又是什么将态度和行为像这样联系起来?说实话,如果不能回答这些问题,那么我们所认为的"真实的"模型就会让临床学家们陷入困境。

ACT 基于一种不同的哲学观,即*功能性语境主义*。同样,它也有一段长久的历史(可以追溯到美国心理学之父威廉·詹姆斯和他的实用主义分支),但不那么主流。功能性语境主义认为心理活动不可避免地与个人的历史和情境背景有着错综复杂的关系。行为以它独有的历史和目的而划分为不同的组。这是一种很方便的假设,即把所谓的元素当作元素,因为它们的功能仅仅在特定背景中才能被看到。

举个例子。假如一个人举起手,如果问一位功能性语境主义学家"她刚刚做了什么?",合适的回答应该是"我不知道"或者"你为什么想知道这个呢?"。我们还不能将她的行为进行归类,因为这样相同的动作在不同的语境里有不同的含义,可能是为了引起关注、舒展胳膊、指向小鸟、表达幸福、让腋下干爽,等等。从功能性语境主义视角来看,行为需要借由历史和目的来分类,所以,这些都是不同的行为。如果这个行为在这个情景中成功(生效)了,那它可能在相似的情景中再次发生，但是"（成功）生效"可能意味着很多不同的东西甚至十分特别的东西，这取决于行为的目的。

科学家们的分析也是基于问话人的目的，所以，必须问第二个问题："你为什么想知道这个呢？"有效的行为实现其目的。对于语境主义学家来说，他们的兴趣在于创造不同——精确地、广泛地，并与其他层面的科学相连接。为此，我们需要知道他们想要的不同是什么。我们是努力改变行为发生的次数吗？预测这个行为下次什么时候出现吗？理解这个行为对他人的影响吗？不同的目标可能需要不同的方法，因此分析的目标决定了分析的形式或事件怎样被分类。语境主义学家对在抽象水平上模拟现实没有兴趣，不管它是什么。他们想以一种有效的方式与这个世界互动。

我们不奢望通过这本书对 ACT 的科学哲学的简短描述就能使你了解它。这个晦涩难懂的主题远远超出了一本书所能承载的范畴（但是你可以阅读更多有关这个主题的文章，Biglan & Hayes，1996；Hayes, Hayes, & Reese, 1998；Hayes, Hayes, Reese & Sarbin, 1993）。可以这样说，这些哲学上的不同引发了我们对可操纵的语境事件的兴趣，这些事件决定了想法、感觉和行为是如何相互关联的，从而可以预测和改变这些事件。

放弃传统的认知模型

当我们在一系列研究中审视早期 CBT 的（治疗）方法时，传统的认知理念一直未通过功能性的检验。我们说"传统的认知理念"

时，尤其是指人们的想法导致了他们的感觉和行为。在我们看来，我们愿意假定认知是真实的、重要的，并且与情绪和行为相关，但是我们怀疑那种关系的本质（实际上）取决于其他语境特征（如治疗中的社会语境、个体的心理语境）。例如，我们发现，当我们教来访者对他们的恐惧说出更多合理的原因时，治疗是能产生积极的效果的，但是只有当来访者相信其他人（如治疗师）明白他们在对自己说什么的时候，这种效果才会产生。改变认知所产生的影响似乎一部分是基于一种社交承诺。如果来访者误以为即便是他们的治疗师也不了解他具体的积极选择，那么这个干预就是无效的（如，可以参考以下文献，Hayes & Wolf，1984；Rosenfarb & Hayes，1984；Zettle & Hayes，1983）。另一个例子，我们发现自我觉察比自我控制的过程更有效——它作为一种外部的线索或指导，提醒人们行动的结果（Hayes & Nelson，1983；Nelson & Hayes，1981）。自我强化也有着类似的效果（Hayes et al.，1985；Nelson，Hayes，Spong，Jarrett，& McKnight，1983）。我们知道，攻击模型对儿童行为的影响，部分取决于那些行为的结果（Hayes，Rincover，& Volosin，1980）。当我们回过头来看这么多领域的研究后，我们发现，语境的重要性甚至超出认知事件的形式或频率。

对规则控制的早期研究

解决这些问题需要新的方法。当我们将语境的视角应用于言语规则的影响时，ACT 开始形成了。规则控制行为的观点最初出现在行为分析中，在 20 世纪 70 年代后期至 80 年代，它在研究中的地位变得越来越重要（可以参考海斯 1989 年的书）。在 ACT 的发展初期，我们知道言语规则能够快速而准确地诱发行为，但是诱发的行为对后来情境变化的反应常常很迟钝，尤其是当那些改变不易被发觉，或这些变化本身并不包含在规则之内时更是如此。

举一个最简单的例子。假如我们让一个人坐在键盘前，告诉他"快速按键来挣钱"。我们设置平均每按十次键就有 25 美分掉入盘子里（例如，有时 5 次按键后就会掉下，有时 14 次按键后才会掉下，但是平均每 10 次就会掉下）。一段时间之后，我们在不告知被试的情况下改变原来的设置——例如，我们这样设置，按键后要隔一段时间才会掉下 25 美分，这个时间间隔是从上次掉钱开始算起的，比如说，平均时间间隔是 5 秒（例如，有时是按键后隔 3 秒，有时隔 12 秒等，但是平均间隔时间是 5 秒）。当规则改变时，地球上的任何生物，除了人类，都会迅速放慢反应频率。人类常常会继续猛烈敲打键盘，好像规则设置根本没发生变化一样。而那些放慢速度的人很可能会这样解释原因：报酬的多少现在是基于时间而不是根据按键的速度了。

此类例子还有很多。我们做了很多相关研究（如，Hayes, Brownstein, Haas, & Greenway, 1986; Hayes Brownstein, Zettle, Rosenfarb, & Korn, 1986）。最基本的结论之一就是，规则导致对程序化应变（行为与情境间的关系）的影响不敏感，因为他们把行为与另一个在言语规则控制下的应变事件联系起来，例如去做你答应过会做的事情，做其他人期望你做的事情，或只是始终如一。在某种意义上，规则缩小了行为的范围，人们本可以做一些例外的行为的，但是他们经常把规则之外的事件的影响封闭起来，这就导致人们更难从经验中学习并突破（Hayes，Zettle，& Rosenfarb，1989；Rosenfarb，Hayes，& Linehan，1989）。由此产生的模式与我们在临床中见到的模式非常相似。

遭受痛苦的人们经常做那些他们认为能够解决问题的事情。他们所尝试的解决方法有可能在某些领域或某些时候有效，但是在当时当下并非如此。然而只要问题继续存在，人们就会尝试类似的解决策略。就这样，问题和换汤不换药式的解决方法就一再地轮回着。我们在研究规则控制时所见到的"不敏感"似乎为这种临床现象提供了一种解释。人们在按照同一个基本策略和规则努力尝试各种"更多的、不同的乃至更好的"办法，却始终不能跳出来看看这些现象。这种情况我们可以在实验室里看到；可以在来访者身上看到；确实，在我们自己身上也能看到。

于是我们得出结论，规则与我们的体验式学习相互作用，在这个意义上，它的实际影响是使行为变得死板和迟钝（Hayes et al.，1989）。与其让人们放弃"错误的"规则并采取"正确的"规则，不如让我们开始思考这样一种疗法，它能创造出帮助人们变得更开放和灵活的语境。也就是说，我们认为人们有时需要学习怎样更多地受经验的指导，而较少地受规则的指导，不管它们的形式是什么。

综合性抽离：瓦解过度的规则控制

这个观点是个转折点。它很快就引出一套方法，拉开人们与想法之间的距离，帮助人们学会更深切地感受他们的情绪并从感受中获得学习，它也聚焦于把行为与人们在生活中真正的愿望联系起来。除了行为疗法（如暴露疗法、冲击疗法、反应预防）和认知疗法（如抽离），这个特殊的干预方法还来自很多方面，包括人类潜能开发（如埃哈德式自我实现训练），格式塔疗法、东方心理学、乔治·凯利的设定角色疗法以及其他疗法。一旦知道我们想做什么，能够想出可行的解决方法就一点都不难。在 20 世纪 80 年代早期，我们开始检验早期的 ACT 医疗方案，它所包含的很多方法在如今的 ACT 中仍有沿用。我们把这种方法称为"综合性抽离"（comprehensive distancing），借用了阿伦·贝克的词"抽离"（distancing）。

在传统的 CBT 中，抽离是指退到与想法足够远的距离来看它们，以至于想法能够被注意、检验、挑战和改变。我们增加"综合性"这个词来描述我们的理念，如果你从想法中后退出来，就只看着它呈现而不顺从或依附它们，你可以带走有可能对你有用的，留下剩余的部分经由实际经验来塑造。

我们在 1982—1985 年针对这些方法做了 3 个随机研究。1983 年，罗伯特·泽特尔（Robert Zettle，海斯的第一个博士生）去费城跟随阿伦·贝克实习，并在那里做了论文，对即将成为 ACT 的理论内容与贝克的认知疗法进行了比较。在这个小样本随机试验中，泽特尔发现，对于抑郁个体，基于接纳的方法比认知疗法的效果更好（Zettle & Hayes，1986）。此外，ACT完全依据不同的流程方法工作——抑郁想法的发生并不促成结果（功能性的解释），但是降低对这些想法的相信度却起了"中介"作用（这个研究做完时，中介效应分析并不众所周知，正式的中介效应分析在海斯等人2006年的文章中有所报告；也可以参考Zettle，Rains和Hayes 2011年的文章，是对最初中介效应研究做完后3年的一个类似研究的再分析；Zettle和Rains在1989年验证了同样的效果）。一个实验室内进行的疼痛研究发现ACT比最好的CBT的干预方案都要有效（这份研究报告封存15年后最终得以发表。Hayes，Bisseff，et al.，1999）。一项基于肥胖的研究显示ACT与当时最好的CBT干预方案旗鼓相当，甚至更有效。这份研究从未发表，但是其方法在多年后被重新修正，并得到成功检验，它聚焦于在陷入自我污名化和羞耻感的挣扎后，如何接纳情绪，以及培养与健康相关的价值感（Lillis，Hayes，Bunting，& Masuda，2009）。

现在让我们郑重其事地总结一下20世纪80年代中期ACT的发展情况。ACT基于五个关键"承诺"：

1. 建立一个关于健康、病理学、预防和干预的模型，这个模型基于科学完备的基础行为原理，尤其是那些描述行为的个体进化的学习原理；

2. 创造经过科学严格检验过的应用方法，有较好的内部和外部效度；

3. 创造一个模型，能严肃对待临床传统中最深层次的问题，以及更广泛的人类体验的问题，没有任何轻视的暗示或为这些问题"辩解"；

4. 提供一套更广阔的行为改变原理，包含对人类语言和认知有用的、综合的行为解释；

5. 主要聚焦于某些健康问题，这些问题的认知和情绪与外显行为相关或不相关。

为什么 ACT 默默无闻这么久？

上文叙述了 ACT 的来源，也涉及了一些为什么它看起来是现在这个样子的原因。然而，我们还没向你解释为什么 ACT 这么久都不被人所知。它"隐形"这么久让人感觉有些奇怪，因为早在 25 年前，我们已经足够相信 ACT 能通过一种完全不同并且非常有趣的过程起作用，与基于实证的方法相比，效果相当甚至 ACT 更有效。问题在于由于承诺 4 未达成而导致承诺 1 也未达成。因为没有对人类语言和认知的综合行为解释，也就不可能有经得起推敲的基于学习原理的临床模型。

我们确实对受规则控制的行为有了有用的概念，但是还不够，因为我们并不真正知道规则是什么！包括斯金纳在内，没有人在行为传统中研究过这个（Hayes, 1989）。当然，我们能够举出很多有关指导和规则的例子，但是我们的祖母也可以做得到，这很简单。科学地讲，任何全由例子所定义的概念其实是一种未被理解的概念。

如果我们冲动地发表了所有的早期研究，那么我们恰恰是在做我们起初最担心的事情，即减慢 CBT 的长程发展——也就是说，不理解所依据的基本行为原理的基础就检验治疗方法，可能更容易进入死胡同。20 世纪 80 年代后期，我们不再做 ACT 的随机对照实验，直到 2002 年（Bach & Hayes，2002）才重新开始。在那段长长的时间里，我们发展了一种对有效认知的行为学解释。这样做很冒险，但是我们认为上面所列的承诺都很重要。

关系框架理论

我们发展的理论被称为关系框架理论（RFT；Hayes，Barnes-Holmes，& Roche，2001）。有些事情人类做起来轻而易举，但其他动物根本无法完成，或要耗费极大的力气：人一旦学到一个物体叫 X，便会推导所有叫 X 的东西都是那个物体；换句话说，学习是双向的。

在探讨为什么这样之前，先举一个简单的命名例子。假设一个说英语的小孩，只知道一个球称为"ball"，但通过学习，知道球在斯瓦希里语中叫"mpira"。当向正常的孩子展示球这个物体时，他们都会说"ball"——这是直接训练的，没有什么了不起。但是当他们学会"mpira"这个新词后，他们就会不仅在听到"ball"时将目光投向球（不用再进行额外的直接训练），也会在听到"mpira"时知道是在说球，或者甚至会在看到球的一刻脱口而出"mpira"。这就非常值得注意了。你可以把这当成三个事件间的三角关系——

一个物体和它的两个名字。如果你在任何一条关系线上的两点进行训练，则所有关系线上的所有点均尽在掌握。这是 RFT 中被称作"衍生关系反应"的一个例子。即使婴儿也已经表现出这类衍生关系反应（如，Lipkens，Hayes，& Hayes，1993）。

RFT 所做的就是为衍生关系反应提供一个过程的解释，并且有重要的临床启示。根据 RFT，这些影响的发生是因为他们习得了有用的反应。习得的一种衍生关系反应模式是由特定的线索控制——关系框架。婴儿只有在接受了一些训练后才会做这么非凡的事情（Luciano，Gomez-Becerra，& Rodriguez-Valverde，2007）。

让我们继续来说命名，因为它是最早发生的并且所需的训练历史相对来说容易描述。儿童对"物体"就是"口头称谓"这样的反应框架，有上百种例子。一个球就是"ball"，妈妈就是"mama"，等等。所有这些具体的例子反过来也同样正确："言语称谓"就是"物体"。这样的一致性可以使孩子不仅学到具体事例，还可以学到扩大的关系框架。比如，一个孩子第一次知道一个奇怪的物体叫作"节拍器"，然后当听到这个名字时就指向节拍器，他很可能就受到奖励。即使最初学习到的关系是反向的，关系框架仍旧可以建立。假如一个孩子听到"狗在哪里？"时已经学会了指向那条狗，那么当被指着一条狗问"这是什么"时，他回答"一条狗"，也会受到表扬。

通过大量双向相互关联的例证（线索表明就是这样一种情况），RFT 认为儿童是在一定数量的微小的训练关系的基础上学习掌握关系网络的。类似"是"或"比……更好"或"与……相反"的表达变成了特定关系框架的任意语境线索，用以表达相似的、相比较或相反的。

关系框架很可能最初是作为社会合作的一个简单扩展而出现的。人类是迄今为止最具合作性的灵长类动物，部分因为人类从"篝火旁的灵长类"，进化为小的竞争性团体（Nowak，Tarnita，& Wilson，2010）。值得注意的是，这种将物体→名字，或名字→物体关系转换的简单能力，提供了说话人与听话人之间的角色转换能力。这个灵活性不仅是认知关系上的，还是社会性的。对于一个高级的社会物种来说，发展一种用符号进行交流的形式将会极大扩展合作的可能性。例如，学习物体→名字（说话人的角色），正常的人类能够有效地对"告诉我一个'名字'"作出正确反应（听话人的角色），能够在每一个场合不需任何训练就那样做，这在合作关系中非常有用。

关系框架最初是通过以特定方式相关联的例子来学习的，就像儿童通过玩"这些东西中有一个跟其他的不一样"来学习相似和不同，或通过对一系列物体的大小进行恰当排序来学习比较关系。很快地，任意线索便在控制事件之间的相互关联方面占据主导，而不只是靠相关事件的正规表象了。

再举一个人人都能明白的例子。让孩子在三枚硬币间作出选择，分别是一美分、五美分和十美分，刚知道硬币可以用来买东西的孩子一致选择五美分，而不选十美分和一美分。这很有意义。五美分的硬币最大，因此，显然也会最值钱。在这个想象的例子中，我们假设小孩只花过五美分的硬币，对一美分和十美分的价值没有直接经验。当任意线索成为比较框架，如果那个小孩获知一美分没有五美分值钱、五美分没有十美分值钱，那么他就会去选个头最小的硬币——十美分了。如果五美分因其个头大是个强刺激的话，那么十美分此时的刺激更强，而一美分的更弱，与小孩是否有消费过另外两枚硬币的经验无关。

认知的随意性

这个一美分、五美分、十美分的例子说明了衍生关系反应的两个重要特征。第一，关系框架是随意应用的。当事物间的关系完全由相关的外部特征界定时，很多非人类动物能够学会对这种关系进行反应。例如，一个非人类的动物可能学着捡起两个物体中较大的那个，但是这个比较关系是由它们的相对大小界定的。对于人类而言，衍生关系反应不再单独受相关事件的外部特征限制，而受相关线索的控制。这对我们前面提及的命名"ball"和"mpira"也是适用的：关系线索，比如"是"这个词就确定了命名的情景。相似地，当告诉一个小孩"五美分比十美分的价值小"，那么五美分和十美分的关系就不由它们的表面相对大小，而由主观线索"小于"来决定。很多人学习的不同的关系框架都由具体的关系线索控制。

这意味着一旦学会了关系框架，只要呈现出正确的关系线索，它就能够应用到任何事件中。这就是我们为什么把它们称为框架——就像一个画框，这些关系行为能够包含任何东西。

这种主观应用的特性在人们解决问题时和交流沟通中有着难以置信的重要性，但在这里我们最终触碰到了语言和认知为什么给人类带来巨大挑战的原因之一。如果十美分能比五美分"小"，那么究竟拿什么能防止来访者觉得即使令人瞩目的客观成功（好的工作、好的爱人等），竟也比不过所谓的应该呢？既然关系是主观的，任何程度的成功都不能确保来访者感受正确。这类事情我们很难能找出相应的动物模型，但是这对于人类而言却是每天都在发生，因为人类有认知能力，能感觉不满足、没有竞争力、不成功或不被喜欢，而这种感觉却罔顾了客观事实。

认知改变功能

第二，这个一美分、五美分、十美分的例子表明，符号网络里事件的功能主要由其他事件的功能来决定，随它们之间的关系而改变。小孩子可能已经通过买东西学到五美分很值钱，但是现在一美分和十美分也有功能——不再想要一美分，更想要十美分。RFT研究者们把这种现象称为"刺激功能转换"（我们已经说过，这好像是一个思维实验，但是，所有这些观点都已在对儿童的实验中得到验证，如 Berens & Hayes，2007）。

举两个刺激功能转换的例子，以表明这些转换发生得有多快。假设你已经知道柠檬叫作"gabbas"，而 gabbas 的另外一个名字是"quantrang"。现在想象正在切一个大大的汁液丰富的"quantrang"。想象把它拿到你的鼻子前闻一下，感受它的表皮。想象你把这个刚切好的"quantrang"放进你的嘴里艰难地咀嚼，你吃到了一大口"quantrang"的汁液。

对于有些人来说，你的牙可能都快酸透了。对于大多数人来说，你的嘴里会比之前有更多口水。一些人感觉到皮肤都皱紧起来或闻到了水果的味道，即使你之前从未听到过"quantrang"这个词。

现在让我们用一种不同的来自协同或命名的关系举例子说明，以便我们能够区分关系框架的观点和用以解释的常识词语（如"联合"）。假设"好"的反义词是"zog"，现在想象有个你很在乎的人走到你面前，跺着脚并大声地说"你真是 zog！"。一些人稍有畏缩，但并不是因为对"好"的反应转化到了"zog"——它的对立面。如果我们建立了一个对立的网络（如，zog 的对立面是zig，zig 的对立面是 zak），一些可能是强化物，一些可能是惩罚项，仅仅"联合"并不能解释这个模式。

这些例子很好地展示了符号网络中事件的功能部分由这个网络中其他事件的功能决定，由这些事件中的衍生关系转换。刺激功能的转换由主观线索控制，主观线索选择特定的功能，由关系框架或网络中的事件激起。在第一个例子中，线索指的是触摸、闻到、品尝等激起的不同的功能。刺激功能的转换被情境控制这一点很重要，否则凡是这个名字的事件的所有功能都能得到，人们将会吃打印出来的这个字"柠檬"，或用刀切它。这个暗示对于 ACT 来说非常重要，因为它为干预提供了一个认知目标，即你所想的并不如功能性的思维所展示的那样。

使用 RFT 的基础

这是一个简略的叙述，但是，在我们的故事语境中，RFT 的发展提供了一个行为合理的前进方式。建构关系框架是一种可以观察的行为模式。它不是假想的，也不是"精神的"，更不仅仅局限于大脑内部。它是多范例训练的结果。总之，关系框架的建构是一种操作性条件反射，但是，又有别于其他的操作性条件反射，它具有独特的特性。语言和认知不同于人类的其他行为，关系框架的概念提供了一种可操作的临床目标。

RFT 在基础行为心理学中是一个很宽泛并迅速增长的研究项目，150 余个实验研究与这个研究项目有关。不像认知的其他主要理论，RFT 的发展着眼于它在实际中的应用。它的主要特征都与历史和环境有关；认知行为和它们的功能由语境线索控制，并且语境线索是建立在对他们有意义的个人历史之上的。

这些都是基于 RFT 的干预目标。ACT 是 RFT 在实际应用中已经被检验过的一个重要的应用领域，但是它不是唯一的一个。RFT 已经提供了很多测量内隐认知的创新方法（如，Barnes-Holmes，Hayden，Barnes-Holmes，& Stewart，2008；Barnes-Holmes，Murtagh，Barnes-Holmes，& Stewart，2010），对自我感的分析以及思维技巧的理论（如，McHugh，Barnes-Holmes，& Barnes-Holmes，2007；McHugh，Barnes-Holmes，Barnes-Holmes，Whelan，& Stewart，2007），评估智力的方法（如，O'Toole & Barnes-Holmes，2009），提高智商的方法（Cassidy，Roche，& Hayes，2011），语言训练（如，Rosales & Rehfeldt，2007；Weil，Hayes，& Capurro，2011），

隐喻的推理分析（Lipkens & Hayes，2009；Stewart，Barnes-Holmes，& Roche，2004），言语动机的分析（Ju & Hayes，2008），以及其他多种多样的创新。尽管 RFT 属于行为理论，但它也得到了越来越多认知神经科学证据的支持（如，Barnes-Holmes, et al.，2005），并且正逐渐渗入主流的认知科学（De Houwer，2011）。

正如我们努力在第三章中所展示的那样，随着 RFT 的发展，我们感觉到已经有了建立治疗过程模型所需要的基本原理，可以指导临床的进一步发展。ACT 研究者们开始着手发展像经验性回避等重要领域所需的应用理论。成分研究和实验心理病理研究也已开始出现（如，Hayes, Bissett, et al.，1999）。当这些都开始汇聚时，ACT 的新时代就真正开始了。为了追求前期列出的五个承诺，概念和理论都会更加成熟。现在是提出这些观念，并且再次开始结果研究的时候了。

ACT 来了

在新世纪来临之际，ACT 的第一本专著问世了（Hayes, Strosahl，&Wilson，1999），紧接着是 RFT 的第一本专著的迅速成功（Hayes, et al.，2001）以及第一本针对大众的 ACT 自助书籍[1]（Hayes & Smith，2005）。但是 ACT 并非在独唱，ACT 是接纳与

---

[1]《跳出头脑，融入生活——心理健康新概念 ACT》，重庆大学出版社，2019 年 4 月。——编者注

正念早期发展中最早出现的一种方法，只是并不为普通大众熟知，同时 CBT 中一系列的方法已经开始出现，这些方法基于的观点都是与 ACT 类似却与 CBT 的主流很不一样的。

语境主义 CBT 的兴起——第三浪潮

在提及前文所述的改变时，我们通常会用"浪潮"（Hayes，2004a）或"时代"（Hayes，2004b）这样的词，行为疗法和传统的认知行为疗法分别代表前两个（浪潮或时代），新方法代表第三个浪潮。方法来自临床工作的方方面面，包括辩证行为疗法（DBT；Linehan，1993），正念认知疗法（MBCT；Segal，Williams，& Teasdale，2002），元认知疗法（Wells，2000），整合行为家庭疗法（Christensen，Jacobson，& Babcock，1995），功能性分析心理治疗（Kohlenberg & Tsai，1991），新式的行为激活（Martell，Dimidjian，& Herman-Dunn，2010），还有很多其他疗法（参考最新的综述，Hayes，Villatte，Levin，& Hildebrandt，2011）。

尽管这类方法有很多，但都聚焦于心理事件（如思维、感觉、情绪）的语境和功能，而不像起初那样瞄准的是内容、正确性、强度或频率。例如，西格尔（Segal），蒂斯黛尔（Teasdale），与威廉姆（Williams）2004 年所说："不像认知行为，正念认知疗法很少强调改变思维的内容；相反，它强调改变对思维的觉察及与思维的关系。"正因如此，这些认知行为第三浪潮的方法才可以更具描述性地被称为语境 CBT（contextual CBT），正如 ACT 的第一本书里所提议的（Hayes，Strosahl，& Wilson，1999）。

这些方法除了聚焦于语境，还倾向于采取一种广泛的跨诊断方法，认为"这个过程需要学习，从这点来讲，治疗师和来访者没有根本的区别"。因为这个针对思维的过程，在来访者和治疗师身上有相似的应用，这些新方法大多数都要求初学者用于自身："或许MBCT 最重要的指导原则就是咨询师个人的正念练习"，以及"咨询小组成员的任务就是将 DBT 彼此互相应用"。值得注意的是，这些方法与行为疗法或 CBT 中任何成熟的方法都不矛盾，相反，我们的目标是把这种传统带到更深层的临床问题，如灵性、意义、自我感、关系、情感深化、价值等。

即使 ACT 在 20 世纪 80 年代早期开始发展的时候就已经广为人知，却不太可能被广泛应用。当时传统的 CBT 仍处于上升期，ACT 的创始者是少数感觉到传统的临床认知理论迟早会出现问题的群体。虽然并非故意，但这耽搁是偶然的。在其他这些新方法不断涌现，甚至有些方法还很成功的情况下，ACT 吸引了大量关注不是因为它所特别强调的东西，而是因为接纳与正念行动拥有显而易见的力量。在走向新纪元的转折期，循证治疗的研究重心已经迅速转向 ACT 及其他语境 CBT 的方法。这些方法在很多方面都被证明是一种新的浪潮。

ACT 越来越受欢迎

我们在这一章所谈到的有意而为地长期让 ACT 耽于流行起来，

是因为将这些时间全部用来建立其哲学和理论基础了，尤其是在基本的过程领域。本质上，这样做的目的是为它流行的时刻做好准备。在 2005 年，支持 ACT 和 RFT 发展的语境行为科学协会（ACBS）这一组织成立了。这个协会是以 ACT 背后的发展策略命名的，这个策略叫作语境行为科学（CBS）方法。CBS 方法的重要特征包括明确语境主义哲学的假设，找寻更恰当的行为原理，基于基本原理发展出临床欢迎的模型，聚焦于改变的过程，以及这个模型的广泛应用。自它建立的短短这几年里，ACBS 的成员已经由 2005 年的800 人增加到 2011 年的近 4 600 人。在世界上很多国家和地区都有分会，包括日本、法国、意大利、澳大利亚／新西兰，荷兰／比利时、英国、巴尔干半岛、西班牙，ACBS 的成员多半都是美国之外的。

　　随着知道 ACT 的人越来越多，ACT 研究和传播的进展也很迅速。1999 年，当 ACT 的第一本书问世时，只有两个小样本的临床对照研究，并且都是有关抑郁的。但截至 2011 年，已经有超过 50个随机对照研究或时间序列对照研究，在抑郁、压力、精神病性症状的管理、焦虑、吸烟、成瘾、偏见、慢性疼痛、慢性疾病、人格障碍、强迫以及相关障碍、心理问题的预防、体重、训练等方面有两个或更多的随机对照研究，还有其他领域的单项研究。在 1999 年，ACT 只有一本书。截至 2011 年，已有超过 60 本专著出现在你能想到的每一个领域，并且已被翻译成超过 12 种语言。ACT 的专著，包括英语版本，已有了至少 8 种语言版本，其中一半是为非专业人士准备的。ACT 的书籍经常出现在美国的畅销书榜单中。2006 年，其中一本排在亚马逊畅销榜单第 20 名，甚至一度打败了《哈利·波特》。

1999 年，ACT 还没被列入循证疗法。但到 2011 年，它已经被美国心理学会（APA）列入第 12 分会（临床心理学协会），列入由美国物质滥用和精神健康服务管理局出资的国家认证的循证项目和实践。为了 ACT 的传播，美国退休事务部门把 ACT 纳为主要的循证程序，并花费数百万美元来支持 ACT。虽然 CBS 的发展已远远超出随机实验，但这仍是经验性发展的标准。

1999 年，ACT 的报告很少出现在 CBT 的主要会议上。但到 2011 年，几乎所有 CBT 会议上，都有多个关于 ACT 的报告（如，在 21 世纪前十年 CBT 协会的会议中，检查一下会议的议程，ACT 已成为 CBT 特殊形式的索引）。在世界上多个区域每周都会举办 ACT 工作坊。每年世界范围内有成千上万的初学者接受 ACT 训练。

知识发展

自从 1999 年 ACT 的第一本专著出版后，ACT 的研究再度升温，但是这个模型本身还相当不稳定。虽然成分都在，但并不成系统。只有少量 RFT 研究为 ACT 的过程建立了模型，而中介分析却很少见。只有少许量表得到了发展，推广也很受限。这并不是说等一切都完成了我们再做结果研究，我们只是需要一个坚实的基础。

在接下来的十年里，包括 ACT 在内的心理灵活性模型发展得相当好。ACT 现在几乎都围绕这个概念及相关几个过程有组织地呈现（例如，可见 ACT 最早版本的修订版：Hayes，Strosahl & Wilson，2011）。我们在很多特定的领域开发了量表，并且在决定 ACT 怎样发挥作用的功能性途径方面，做了一系列的中介研究，我们将在接下来的章节向你详细介绍这些途径。

尽管 ACT 涉及的主题范围非常广泛，但是只瞄准了相对较少的过程。在大多数 ACT 研究中，相比于对照组，ACT 组被试的改变更多，并且积极的结果经验证与这些改变有关。聚焦于对 ACT 很多程序产生影响的因素研究越来越多。RFT 的研究也常常聚焦于正念、认知解离、自我觉察、经验性回避以及其他临床主题（如，Hooper，Saunders & Mchugh，2010），这些都表明 RFT 和 ACT 的关系正变得越来越重要，并在不断发展。

批评、同化与社群

随着越来越流行，ACT 也要开始面对相当激烈的批评。有一些是概念上的，但大多数都是方法学上的批评。ACT 社群欢迎这样的批评——确实，我们甚至鼓励某些方面的评论，因为 ACBS 会议的一个传统就是邀请大家对 ACT 提出批评与质疑。例如，一位重要的 CBT 研究人员最近发表了一篇文章，是对 ACT 研究持怀疑态度的经验性综述，他接连被好几个 ACT 的会议特别邀请去评论现在 ACT 的研究基础（Öst，2008）。其他的评论综述也有出现

（Hayes, Luoma, Bond, Masuda, & Lillis, 2006; Powers, Vording, & Emmelkamp, 2009; Pull, 2009; Ruiz, 2010）。尽管细节不同，它们一致表明针对广泛的临床问题，不同问题的后测 ACT 呈现中等效应值，在随访实验中有中等到较大的效应值。

考虑发展的领域和应用的广度，聚焦于方法学上的弱点很有意义。早期很多研究都没有资金支持，样本也小，属于初级研究。ACT 的一些应用领域，以前很少被关注，所以有时很难找到良好的可对照的情况和类似情况。当调整资金水平后，在传统的测量结果上，ACT 的研究质量与 CBT 主流的研究质量不相上下，在针对改变的过程和中介的测量上，ACT 反而略胜一筹。无论如何，我们很清楚还有很长的路要走。

至少在临床层面上，ACT 背后的基本理念已被迅速吸收。ACT 有助于将正念、接纳、价值等带入到主流的循证心理社会治疗中。在当代，循证实践发展出的新疗法，大多是以某种方式涉及一些或所有这些主题（见 Hayes, Villatte, et al., 2011）。这种同化有种好处：如果你选择研究 ACT，那么你这个时候要知道，你正在研究的过程对经验性临床心理学来说显然很重要，这不仅对 ACT 重要，对其他疗法也重要。

然而，需要认真对待 ACT 还有一个原因：它被设计得就是快速触及极限。如果经过足够长时间的检验，所有科学理论最终都会被证明是错的，对 ACT 来讲也是如此。我们的目标不是追求永远正确，而是走得更远。如果理论和方法都设计得很好，那么它们就能被扩展并能经受住检验，它们的极限也会相对快速地被认定，并伴有更大的确定性。这就是为何科学进程发展如何快速，这也是我们科学的发展策略中一个重要的方面。

总结

在这一章 ACT 的历史中，我们尽力描绘了其发展道路的轮廓，而非强调它特别的观念或临床方法本身。ACT 承诺是一种实用的、功能性的、语境的方法，一贯保持对深度临床主题的兴趣，正如心理分析或人本主义方法那样；承诺成为归纳的、基础科学的方法，正如行为分析那样；应用过程中使用基于实验室的原理，正如行为疗法那样；密切关注认知疗法的认知特征；并且承诺科学评估，正如 CBT 和循证治疗那样。通过花费大量时间来发展哲学基础、基本的科学程序以及科学的发展策略——语境行为科学，ACT 已经实现了上述承诺。一旦完成了这一步，ACT 的实践和临床工作就重新开始了，这个方法将会迅速发展。

如果你感觉我们所追随的发展策略是对的，那么你可以学习这种方法，并相信这一方法会让你进一步获益。对于学生或年轻的专家而言，在阅读这本书时，付出多少努力意味着将来会取得多少进步。

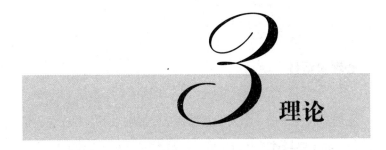

理论

CHAPTER THREE

接纳承诺疗法（ACT）的目标是创造心理灵活性。ACT 的心理灵活性模型强调导致心理病理及无用的人类局限性的六个具体过程，还有六个促进心理健康和人类繁荣的相互关联的过程。这些过程分别如图 3.1 和图 3.2 所示。在本章中，我们将逐一描述每一个积极和消极的过程，并将它们组成更大的模块，并以 ACT 的定义来结束。

心理灵活性

心理灵活性是指一个人带着觉察充分接触当下，并在个人价值方向的指导下坚持或改变行为。这一技术由以下过程组成：

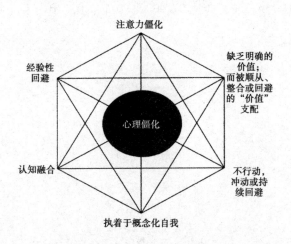

图 3.1　ACT 心理灵活性模型的六个核心心理病理过程。海斯，2012 年版，使用获得许可。

认知融合与认知解离

在第 2 章中，我们描述了言语/认知规则如何支配行为的调节，并且给出了关系框架理论（RFT）对言语认知关系习得过程的简短解释。

如果思维是习得的，并且受任意刺激的调节，要完全消除我们不喜欢的想法，即使不是不可能，也将是非常困难的。世上没有"忘却"之法，断掉所有引起念想的线索亦非常困难。甚至，试图这么做本身反而创建了这类线索（Wenzlaff & Wegner，2000）。比如，一个患有强迫症的患者费尽心思不去想令他不安的画面，

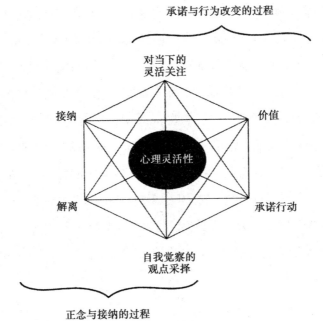

图 3.2　ACT 心理灵活性模型中六个核心干预和人类繁荣过程。海斯，2012 年版，使用获得许可。

那么这个画面出现的频率几乎肯定是增加的，因为他使用的所有转移注意力的线索都变得与他想回避的画面相关，并不断唤起画面的出现。

在 RFT 中，有些语境线索调控着事件间关系的出现，还有一些调控着相关事件间的功能。ACT 着重强调改变功能性语境而非关系语境的干预。

假设一个人得知他喜欢的糖果有另一个名字叫"jumjaw"，即使一次简单的训练就可以让他建立起这两者之间的双向关系，并且可以持续一生。但这个故事仅仅讲了一半。我们也可以通过改变功能性语境来削弱这种认知自动关联的功能。我们通常是这么做的，比如当我们想象品尝一块 jumjaw 和看着一块 jumjaw 的时候，我们与黏糕的关系是不同的。但这一来自 RFT 的洞见可以通过改变想法的文字语境而产生临床效果。假设一个人正与食欲做斗争，他满脑子里都是"我想吃 jumjaw"的想法。可以让他用唐老鸭式的声音把想法说出来，或大声重复"jumjaw"这个词直到它失去意义，或者注意到"我正拥有想吃 jumjaw 的想法"，都可以减弱这一想法对行为的影响。相比于费心尽力来改变想法的出现，让想法的功能改变会更容易论证也更可靠。ACT 利用这一洞见，重点聚焦在改变功能性语境上，因为这决定了言语 / 认知事件对行为的影响。

认知融合

认知融合（或通常我们简称为"融合"）是指言语事件对行为

产生了其他规则无法企及的强烈影响的过程，因为事件发生在字面意义的语境下。在一些外部情境中，与想法融合对人类功能没有危害。一个想修理坏掉的自行车的人需要从认知上理解自行车哪儿坏了及如何修理，如果他只是持续觉察思维的过程，拉开本身与想法之间的心理距离，不大可能增加修理的效率。假设他检查发现明显是车链子坏了，只去想"我正有车链子坏了这个想法"根本不会有什么帮助。车链子坏了，判断它为什么坏了反而更有助于修理。

当处理问题的策略不适于所关注问题的解决时，情况就会发生戏剧性的改变。一个痛苦的人不像一辆链子坏掉的自行车，挣扎其中的情绪和想法是有历史背景的。有些是根深蒂固的，而且那些历史背景也难以变化。在此情况下，ACT 实践者们会倾向于改变这些经验的功能而不是思考其是否发生。认知解离就是这样一种经典的方法。我们会用更多的例子来验证这点。

想象一个没有安全感、被负罪感驱使，并喜欢自我批评的人。几十年前，她的母亲极其强势，对女儿不是批评就是指责，耗费了女儿的大量精力。美国心理学会（Hayes，2009）提供的与本书配套的 DVD 中，有一名来访者与此情况极为类似。本书中我们用另外的患者作为例子，但经常会回到这个案例。我们提到她时都用"莎拉"这个名字。莎拉的咨询记录在本书中因为保密原则等原因已经过编辑，但 DVD 中保留了全部真实的互动对话。

莎拉于 2008 年找史蒂文·C. 海斯咨询。莎拉 60 岁出头，是第二次接受治疗。她因肺病引起慢性健康问题。她在帮着照顾自己年迈的母亲，但她们的关系充满冲突。她母亲一直极度强势且挑剔：

莎拉：她的"你如果爱我"的标准——嗯，她是有标准的。"如果你爱我，你就应该_____"。

治疗师：然后就有一长串的应该做的清单，对吧？

莎拉：我可以对她好，她也注意到了，但这总是不够的。你永远不能对她说不。你永远不能说"我得走了"，你要一直守护在她身边，并且要做她想让你做的任何事情。

她们一直就是这样的互动模式。其实从莎拉还是个孩子的时候，她满耳充斥的都是"这个应该这样，那个应该那样"的话语，莎拉观察到，"我印象中我母亲充满了'应该'"。遵守和服从母亲的需要的压力一直如影相随，并上升至"……你称自己为基督徒"这类评判性和批判性的说法。

这些背景造成她很难设定合理的界限，同时又能让自己不感到难过：

莎拉：如果我不关心让她自己高兴的那些需要，我会感到难过。这成了一种痛苦。我跑这儿来，"但我想成为一个好的基督徒，我想，你知道的，对我母亲好、爱她"，然而我没有责任使她每一分钟都幸福。所以这就像一个沉重的负担。

治疗师：是的，像你说的，你有些退缩。

莎拉：而且，你知道，我有来电号码显示，这样我能看到是她的来电。所以当我觉得我不能很好地处理情感时，我就不想接了。但是即使现在，每次她的名字出现在来电显示里，我都觉得不堪重负。

治疗师：有时她打电话你会不接吗？

莎拉：你知道吗？我很少这么做，因为我接电话也是为了自己。每次我都会想："唉，万一这次真的有什么重要的事情呢？"我得应对强烈的负罪感。

与评判和自责融合是非常痛苦的，但更糟糕的是，它会带来无效的行为。让我们把应对坏自行车的心理模式在此情境中套用一下。显示什么东西坏了是我们所描述的历史的情感结果（如"我感觉到沉重的负担"或"我感到深深的负罪感"）。断掉的链子就像负性的自我评判，导致负罪感和无法设置合理的界限。这种模式有其历史——她被教会如此行事。咨询中，来访者认识到她如何经常"生活在应该中"——指导着她和她的母亲。在其中的某个时刻，她说："这很可怕，你曾经憎恨他人的样子，自己却变成了那样。"

问题在于，当一个人试图修理他历史中的"坏自行车"时，这种努力会放大其历史所造成的想法和情绪。试图以评判的方式消除评判（"我不应该说应该！"），很容易导致自相矛盾且根本无法运行的局面。痛苦的想法会越发占据上风。当内部开战时，真正的行为改变就会受到阻碍。莎拉对此深有体会：

治疗师：如果你开始从逻辑上与其争论，痛苦的想法和感受会越发占据上风。

莎拉：我知道！这不正是问题所在吗？

在 ACT 模型中，问题不是自动化思维，而是人与预测、评判和解释之间没有距离。融合本身才是问题。融合限制了通过与直接经验接触而达到松动的能力。下面的对话清楚地表明了这一过程：

治疗师：当这发生时，当这些想法——这些"应该"的想法——出现时，它们是不是就在这里，就在你面前？（治疗师把手举在自己脸前）还是远一点？（治疗师把手举在离脸几十厘米远的地方）。

莎拉：不，它们就在我面前。

治疗师：它们就在你面前。

莎拉：好像我几乎不能呼吸了。

治疗师：好像你几乎都不能……哦，是这样的。

莎拉：而且当我在电话中跟她讲话时，即使她会告诉我一些很有趣的事情，但我仍然不想跟她讲话。我不是说我讨厌她，但她的声音和她的风格使我很恼火。

这个案例中融合的效果是很典型的。融合为大脑提供了一种问题解决的模式，但以这种方式对待我们的内部生活时，会把生活从体验的过程变成解决问题的过程。

解离

在 ACT 中，治疗本身被视为一种不同的言语 / 认知事件语境，目的是建立言语共同体，以改变来访者与其想法、感受和身体感觉的互动方式或关联方式。主要的目的就是削弱对评价和判断过于字面的理解，并且仅把其作为正在进行的经验的某些方面来建立联系。这是解离的本质。练习、隐喻及其他方法都被用来帮助来访者弄明白，与其说想法像个透镜，不如说想法像咖啡杯，也就是说，它是人们能够看到的东西，而不仅仅是通过它看世界。在这种立场下，想法不必调控行为，只需要你注视它就行。如果想法是有用的，就可以调控行为；如果没用，就不要让它们控制行为。关键是指向目标的有效性，而非字面上的"真理"。

下一章我们会给出几个案例，但让我们先回到莎拉的案例，告诉你一种如何观看想法，而不是透过想法观看的方法。

治疗师：那么我们试试，能否还按照事情原来的走向，只是卸下一些负担来。就像，让我们看看使事情变得程序化有多么容易。如果你任由自己这种带着评判的自责倾向持续，有时你甚至可能听到这些词以母亲的声音说出，而且我敢打赌这些词已深深地印在你的脑海，以至于……

莎拉：是的。

治疗师：好，那么就让我们来看看它会发生得有多么快吧。你来记三个数字。如果你能记住，这些给咱们拍摄的人，他们会给我钱，如果一星期后你还能记住这些数字，我就给你1万美元。这三个数字是——1，2，3。现在如果我返回去问你："这些数字是什么？"你将说什么？

莎拉：这些数字是1，2，3。

治疗师：哦，很好！1万美元。所以，如果我说："这些数字是什么？"你将说什么？

莎拉：1，2，3。

治疗师：其实没有一万美元。我撒谎了。（笑声）如果我下周回来，你觉得你还能记得这些吗？

莎拉：我觉得能。

治疗师：下个月呢？

莎拉：也许吧。

治疗师：明年的话，甚至也可能？

莎拉：是的。

治疗师：如果一个秃顶老头儿来到你的停尸床前说"莎拉，这些数字是什么"？你仍然可能记得吗？

莎拉：可能。

治疗师：我只说了两次，而你母亲对你说过上千次评判性的话。

莎拉：每天。

治疗师：它们永远不会离开你的脑子，它们没地方可去，只要你一跟她互动，这些声音就出现了。这些数字是什么？

莎拉：1，2，3。

治疗师：如果我生我母亲的气，那么我……

莎拉：就是坏人。哦，我明白你说的啦！这就是负罪感和评判不停地出现的原因！

"这些数字是什么"的练习是经典的 ACT 认知解离方法。当人们看到程序化一个人的大脑是多么容易的时候，那些条件反射式的想法就少了些字面意思。使"1，2，3"出现在脑子里（或许甚至生活中！）对莎拉来说没有任何意义，只不过让她拥有这段经历。经过这个练习，体验会更加明显。然而，莎拉接受字面上的"我很坏"，这意味着她觉得自己做错了什么，并且需要作出改变。通过隐喻性的延伸，她现在明白，这一想法同样可以说对她毫无意义，而只不过有这样一段经历而已。这一刻，"我很坏"的想法成为被看着的东西，而不再是通过它看了。

像"这些数字是什么"这样具体的 ACT 认知解离方法有数百个。本章中，我们已经提到的有快速高频重复某一单词，在痛苦的想法前增加"我正拥有_____想法"，以不寻常的声音说出想法，或者，把痛苦的想法描述成一个词并多次大声说出来。此举的目的并非要嘲笑那些想法，而是能够将想法作为当下正在发生的过程来观察它。认知解离的方法能够快速降低想法的可信度及由此带来的痛苦。有些经过透彻研究的认知解离方法仅用 30 秒就可产生效果（如 Masuda，Hayes，et al.，2008）。

到底是解离还是改变想法的内容，对此，反对意见多集中在我们所提出的，如果刻意改变或消除很困难、不可靠或很危险，那么传统的认知重建就应当不起作用，或者甚至可能是有害的。事实上，少有证据证明认知重建是传统认知行为疗法的有效因素（有关这一证据的综述，见 Longmore & Worrell，2007）。但为什么没有危害？有些研究表明其有害（Haeffel，2010），但是我们期望它通常是中性的，因为探测和尝试改变想法既可能有其积极的一面也可能有消极的一面。它包含了一个基础的保持距离的因素，而这具有解离的效果（注意你的想法是认知解离关键的方面，这是认知疗法中由正念的研究者提出的一个类似争议，见 Segal，Teasdale，& Willianms，2004）。另外，只有考虑到认知的多个变量，思考如何改变想法才可以带来更大的认知灵活性。确实，ACT 有时利用这一过程，鼓励来访者用几种不同的方式表达他们的自我故事作为认知解离的一种方法（Hayes，Strosahl，& Wilson，1999）。ACT 理论表明，认知重建的消极影响，可能来自与痛苦想法过多的纠缠、增加痛苦想法的线索、增加思维抑制的机会、扩大神经质的自我关注等后果。这些意想不到的结果会随治疗师应用的技术而有所不同（训练有素的认知治疗师会尽力避免这些），也与来访者在过程中所呈现的个人习性有关。所以，有些人会受益，有些人会受害，整体来说，它是波动的。

经验性回避与接纳

所有的复杂生物都会避害。作为人类的挑战在于，由于我们自身的认知能力，我们随时都会拥有不良事件的记忆，而仅仅言语线索本身就足以再引出它们。踢狗一脚，狗会从主人的脚边跑开就觉得安全了。人能够跑到哪里以避开痛苦的记忆呢？

仅仅通过回避痛苦的情境并不能控制痛苦，因此，人类通常试图避免对痛苦记忆本身的负性反应。我们把自己变得麻木、压抑、隔绝，将自己局限在狭窄的生活中以使我们不去感知、思考或回忆我们不想感知、思考或回忆的东西。不幸的是，这些办法本身就有代价——而且，更具讽刺意味的是，甚至可能增加我们试图摆脱的事情出现的频率。

经验性回避试图改变经验的形式、频率或对情境的敏感性，即使这么做会给生活带来危害（Hayes et al., 1996）。从实践的角度来讲，经验性回避被认为是心理学中已知的最有害的调适方法之一，在多个领域都会产生不良的后果（近期综述，见 Chawla & Ostafin, 2007；Hayes, Luoma, Bond, Masuda, & Lillis, 2006）。

尽管有不良的影响，但从统计意义上却很难把经验性回避视为不正常，因为无论什么时候，当常规的问题解决模式被头脑应用于想法、感受、记忆和身体感觉时，它在人类认知中会相当自然地出现。大量此类经验都会被评价为负性的——痛苦（背叛、丧失、失望等）是每个人生活中很自然的一部分，这类评价距离经验性回避仅一步之遥。

对具有更多痛苦历史的人、更容易唤醒或关联中性和负性事件的人以及那些家庭或文化模式中重复这种应对策略的人来说，经验性回避更容易出现（Chawla & Ostafin, 2007）。现代社会发生的很多事情，似乎使经验性回避更普遍。现代媒体极大地增加了人们暴露在痛苦和恐惧中的概率，与此同时，为了销售产品和服务，往往会通过传递某些信息鼓励人们采用回避的策略，让人们觉得：好车、好房、衣服、伴侣或药片可以消除不舒服、悲伤、焦虑或自我怀疑等感受。

　　ACT教给人们用接纳代替经验性回避或控制的策略。接纳并不意味着忍受、顺从、宿命主义或忍受生活及其经历。它意味着选择如其所是地体验经验，带着觉知、好奇和开放的态度，不做任何不必要的防御。在字面的评价性想法的语境中，人们想回避消极经验的同时保留积极经验，这靠经验性回避做不到。试想，比如你的亲人去世了。想起这个人那些可爱的往事会给你带来一丝微笑，但当你意识到，除非在记忆中，你将再也不能体验这种特别的爱了，你马上就会泪如泉涌。所以，如果你试图回避悲伤，那么你最终回避的不仅有泪水，还有感激、爱、那个人所做的趣事所带来的幽默感，以及很多其他的经验。回避往往趋于背离其目标。

　　山姆是个20岁的年轻人，在46岁的母亲因妇科癌症短暂发作而突然死亡后，他走进治疗。他这么描述自己的情境：

　　山姆：像我说的，我不知道如何哀悼，我不知道是不是每次一说到这事就应该哭或充满悲伤。我不想一直抑郁，被这种情绪淹没。我已经那么多次谈到它以至于我甚至都意识不到我还在谈论它了。有时我几乎都不知道我是谁。我独自一人驾车时会突然想："我在开车吗？我还活着吗？"

　　从ACT的角度看，这种不真实的感觉可能是极度想回避的结果。如果一个人不大可能接纳他所经历的一切，那么唯一可去之处就是进入到非真实的情境当中。

讽刺的是，被回避的可能不仅有眼泪还有欢乐、死亡的想法、悲伤、欢笑、生气、感激等。ACT中接纳是在所有其他灵活性过程的背景下实现的，它不是宣泄痛苦，相反，它是以更开放、觉知和好奇的方式进入当下。山姆实际上很清楚这一过程中的某些部分：

山姆：我最害怕的事情是变成像过去醉酒那样不堪重负。我害怕直面失去母亲的痛苦，我担心会精神崩溃。过去我一直那么抑郁以至于变得特别宅，沉迷酒精，不然一天都撑不过。所以我觉得或许不到这种地步的唯一方式就是假装一切都好。但接着我就感觉一切都不真实了。

对山姆一开始进行的工作集中在接纳痛苦上。但是，随着不断取得进展，其他体验伴随出现。治疗师让山姆慢慢重温母亲去世前的最后三个星期。山姆有一段特别艰难的核心的记忆：

山姆：两个兄弟和我轮流在床前照看她。一天夜晚她叫喊起来，因为她要大便，想让我扶她起来，但是那时她太虚弱了。（停顿）我憎恨这个记忆，老天！我恨它。它是创伤性的……那时她有些精神恍惚了，她用了那么多药以至于几乎不能讲话。她似乎想说"我必须去洗手间，儿子"，而我不得不说"妈妈，你就待在这儿吧"。

治疗师：慢一点，山姆。当我听到创伤这个词时，我开始想到痛苦以及"我不能有痛苦"，而你又不能除掉痛苦。你愿意除掉痛苦吗？看着母亲去世？但是我们可以通过撤除对"我不愿意有这种痛苦"的念头的依恋以祛除创伤。

山姆：我不大知道如何去做。

治疗师：慢慢来。带着尊重和关爱来处理这些记忆——就像温柔地捧着一朵干花一样，不让它受到任何损害。

山姆：（更加慎重）我对此没有做好准备。她去了，从看上去46岁到几周之后看上去86岁。我告诉我母亲把大便解在纸尿裤里。她曾是整个家庭钢铁般的一个人，但那时却如婴儿般虚弱。夜里我坐在那儿望着她艰难地呼吸，就祷告："上帝，请带她走吧。"

治疗师：什么是最困难的？

山姆：看着她那么虚弱，脆弱至此，我却束手无策。

当山姆展开痛苦的记忆、想法和自我判断时，另外一些事情开始出现。他看到了之前隐藏的积极的东西。

治疗师：假如此时此刻她会来到这里，只能待3分钟，你想告诉她些什么？

山姆：假如我有3分钟时间，会告诉她什么？

治疗师：是的。

山姆：（停顿）我将感谢她为我们所做的一切。

治疗师：好的，很清晰。

山姆：（以很快的、非常认真的语调）并且我要告诉她我爱她。

治疗师：你好像很想表达这种情感。

山姆：我一直难以启齿告诉任何人我爱他们。直到母亲去世前的一周，我才告诉她我爱她。（停顿，泪流下来）我会说"妈妈，我爱你。我会永远爱你"。（停顿）我会说我多么希望能够有更多的时间和母亲在一起生活，我感谢她为我所做的——我看到她仍然与我在一起。

这个例子很好地展示了接纳是如何渐渐地为痛苦打开了一扇天窗的。不仅如此，它还可适用于其他一些更难以触碰的心理空间，比如爱、感激和脆弱。目的不是宣泄，来访者也永远不会被推向与当前行为毫不相关的地方，而是关于心理灵活性。

概念化自我与自我觉察的观点采择

如果你问一个人他是谁及他是怎样一个人，他通常会告诉你他的生活故事、个人经历和一系列的主要特征。这些通常会织成一个故事，来说明他是如何成为现在这个样子的。

这就是概念化自我：个体对自己叙述性和评价性的描述。当与之融合时，概念化自我从功能上就会变成一个谎言，即使它的每个元素都是"真的"。因为它宣称的比能够知道的更多，而且因为它很自然地过分扩展了已知的东西。我们绝大多数个人经验永远都无法以某一种可认知的方式被了解和记忆。如果你问自己七岁生日的四天前发生了什么，便能很容易意识到这一点。随之而来的是相似的问题，比如五天前，六天前，等等。在任意一天中，绝大多数事件都被长期遗忘了。进一步来说，我能够使用言语触及的相对较少的时刻，也无法被轻易地整合——实际上没有人能够详细地知道我们过去的经验是如何发挥作用的。这恰恰是心理学试图弄明白的，而且这还有很长的路要走。我们讲述的关于我们生活的非正式故事也很难说是科学的。

概念化自我的问题就是它可以轻易地变成一个牢笼。一个迷恋于叙事的人只会迷失于叙事之中。如果当下的情境由痛苦的童年来解释，好像不改变童年就什么也改变不了。如果当下的情境需要自我叙述以外的步骤，那无疑是雪上加霜。如果这种自我叙述被挑战了，这个人就可能觉得无法认同。

山姆表现出某些类似的特征。尽管他母亲的死需要更多情绪上的开放，但他发现这非常困难，因为这种自我故事使得他的脆弱性更显虚弱：

山姆：我一直是个意志坚强的人。我不会让事情影响我。我在一定程度上觉得一切都是我的责任，并且我觉得我必须展现"一切都好"的样子。

在 ACT 中，执着于概念化自我可以通过促进对自我觉察的观点采择而得到解决。对自我觉察的观点采择有很多其他说法，因为我们在命名未被命名的东西：一种相互连接的超然感，一种没有边界的意识。ACT 试图创造一种自我觉察，在此一个人把意识当作个体事件发生的舞台来体验。它是一种观察事件的语境或视角。在灵性传统中，意识的这个方面被叫作心胸开阔或一心或者甚至被认为是灵性本身。

这是 RFT 可以很好地帮助我们理解的区域之一，因为基础实验室已经进行了大量的工作来阐明意识的这个方面。观点采择由学习言语关系而产生，言语关系只有从其观察的视角看才能被理解，比如上 / 下、左 / 右，或我们 / 他们，或者实践中三个最常被强调的关系：这里 / 那里，现在 / 那时，我 / 你。它们被称为直证关系，意味着这些关系必须通过展示才能习得——因为只有展示才能包含观点采择的关键特征。例如，如果你将与"那里"相对照的"这里"指示给一个孩子，而他却跑向"那里"，就会发生很奇怪的事。之前"那里"的地方现在是"这里"，而之前是"这里"的地方现在是"那里"了。这使得这些关系难以学习，但当儿童开始掌握这些时，又会出现其他的事情：一种感觉，即所有的事情都通过"我 / 这里 / 现在"的视角或观点而获知。这变成了意识到的知识的语境或视角。它与儿童开始理解其他人也具有相似的视角感觉出现于同一时间，这给意识的这个方面以空间上和时间上的延伸及社会上相互连接的品质。这就是为什么直证框架是心理理论中观点采择技能的关键所在（McHugh，Barnes-Holmes，& Barnes-Holmes，2004），例如理解欺骗（McHugh，Barnes-Holmes，Barnes-Holmes，Stewart，& Dymond，2007）或其他人具有错误信念（McHugh，Barnes-Holmes，Barnes-Holmes，& Stewart，2006；McHugh，Barnes-Holmes，Barnes-Holmes，Whelan，& Stewart，2007）。

我们将在下一章中讨论如何做到，但扩展观点采择的最好方式之一是转换视角。这被山姆重复使用。这里有两个例子：

治疗师：如果你母亲能够听到这些，那么她会对自己听到的作何感想？如果此时你就在她身后，她一转头看见现在的你，她会说什么？

山姆：我想她会告诉我她真的为我骄傲。

治疗师：假设你已 46 岁，正是你母亲的年龄，你可以很神奇地回头看到现在的自己，你可能想对自己正在经历的说些什么？

山姆：我会告诉自己我能够做到。

对过去和未来僵化的注意与对当下的灵活关注

概念化自我是对自我问题的延伸融合，同样地，与当下失去灵活的、有意的接触是注意力过程的延伸融合。僵化的注意及不能进入当下与无数个临床模式有关，如创伤（Holman & Silver，1998）和思维反刍（Davis & Nolen-Hoeksema，2000）等。

与当下接触是用聚焦的、自愿的和灵活的方式关注当下的呈现。注意力不是一种待分配的资源，而是以特殊的方式接触事情的技巧。如果现在有只老虎走进房间里，很可能你会紧张，会挤走对其他现存事物的注意。这从进化的角度来说是可以理解的，但当"老虎"是痛苦的想法或情绪时，就讲不通了。我们不能对已经过去的事再进行选择，但是我们能够对当下的事进行选择，而当下是未来的过去。想象一个人注意到一个可怕的或焦虑的想法，如果她承认它的存在并将注意力转移到其他现存的更重要的事物上去，那么一个未来正在建构，将会更少地包含那些不必要的与思维反刍纠缠不清的过去时刻。因此，被那个想法的自动化控制就会持续减少。为了在未来发生这一切，必须首先让其发生在现在。

通过练习可培养对当下的灵活关注。可用于训练的方法有聚焦练习和有指导的冥想。例如，一个人经过训练可以聚焦于经历的某一特质上（如躯体感觉、情感、冲动、想法）。练习可缩窄也可以拓宽注意力（如只注意一只脚的脚底，然后注意两只脚底）。冥想练习（如跟随呼吸）提供了一种延伸练习，让你在注意力拽离时能够回到当下，从而掌握以聚焦的、自愿的和灵活的方式存在的高超技术（如 Baer，2003，2006；Chambers，Chuen Yee Lo，& Allen，2008；Jha，Krompinger，& Baime，2007）。

这做起来很简单，只要让人注意当下正在发生的事即可。山姆的案例中可见这样的例子，是在他讲到与母亲的去世有关的痛苦记忆时。

治疗师：花几分钟感觉一下，想起这些你感觉怎样。允许这个记忆浮现出来，如其所是地观察你身体的活动。注意你身体的什么部位感觉到它及你的反应。当你想到那一刻时，你的身体有什么感觉——你感觉到什么？

山姆：我觉得紧张。我的脖子和肩膀紧张。

治疗师：就像你正尽力扛一个重物。

山姆：是的。它真的直接导致了背部和脖子的问题，甚至当我坐在这里时，我也能感觉到那种紧张。

心不在焉、顺从、回避或融合的价值与选择的价值

ACT 中，价值是所选择的持续的行为模式的结果，这种行为模式建立起积极的强化因素，作为行为本身的内在性质呈现。如果你问人们想要什么，他们倾向于回答具体的目标，而不是价值。通常这些目标是情感状态或社会结果。"我想被人爱"可能就是个例子。这是个结果，不是行为的性质。"我想爱人"——选择以爱的方式对待别人——就是价值。

另外，有时人们关心某些事情（融合）是出于迫不得已，否则他们会觉得焦虑或内疚（经验性回避），或者仅仅为了顺从别人的要求。在 ACT 看来，所有这些都不是价值，并且没有一个能预示积极的结果（sheldon, Ryan, Deci, & Kasser, 2004）。莎拉列出的母亲的"应该"清单就是个例子。

能够预示积极结果的是拥抱内在的行为品质，比如选择用爱的方式对待别人。ACT 用各种各样的练习帮助来访者在多种维度选择生活方向（如家庭、职业、灵修等），并且同时削弱可能会导致基于回避、社会顺从，或融合的选择（如"我应该重视 X"或"好人应该重视 Y"，或者"母亲希望我重视 Z"）的言语过程。价值澄清是 ACT 实务的关键。接纳、认知解离、活在当下等并不是结果，相反，它们为更重要的、价值一致的生活扫清了道路。生命被视为一个过程，价值方向从来不能被完全获得，而是被用来指导来访者

过上有活力的生活的过程。

有两种主要的探索价值的方法：痛楚和甜蜜。深深地被感动的时刻毫无例外地包含所珍视的行为的特征。深深痛苦的时刻也包含了同样的东西：我们在我们在意的地方受到伤害。ACT 有多种方法探索价值选择，比如，让人写下一个特别有意义的时刻，然后反思这意味着他最关心的是什么。

对 ACT 临床工作者来说，要仔细聆听在临床工作过程中透露出来的价值。莎拉就是一个例子。她与母亲的冲突关系是痛苦的，而且，当讨论她的痛苦时，她一再地流露出她想从自己与他人的关系中得到想要的。这里有 4 个例子，以出现的先后顺序排列，语境信息足够让我们知道是在讨论何种痛苦的情形。看你是否能注意到价值信息是如何镶嵌于谈话之中的。

莎拉：我记得在我成长过程中她总是说"这个应该这样""那个应该那样"，而且我记得有一天，我不到 15 岁，我问自己谁写了这本应该手册？难道人们不能成为他们想要的样子吗？但是，那时我没有真正意识到我在说什么。但是我印象很深，我母亲充满了"应该"，而不让人做自己。

★★★

莎拉：我十分清楚地知道我真的很爱她。

治疗师：是的，我感受到了。

莎拉：只是跟她打交道、跟她交流却非常痛苦。我们之间没有真正的连接，因为她——嗯，她现在很老了，这可能是原因。但是她一点都不了解我。

★★★

莎拉：我想或许我会感到憎恨是因为我从来没有诚实地对她。

★★★

莎拉：我只是没法开始讲出一切。我说完"我还好"，就没下文了。她会不停地讲一个小时。所有事情都是关于她的，而不是我，她的女儿。不是"莎拉，你最近怎么样"，我想我母亲甚至都不认识我。

非常值得注意的是，即使她反复流露出这些情感（包括其他未被列举在这儿的例子），但在某次治疗的关键点上，改变发生了：

治疗师：在你能够以你希望的方式与你母亲在一起之前，这些想法必须改变吗？不是那个挑剔的声音告诉你必须做什么？

莎拉：我猜不一定……但是另外一件事情是我甚至不知道我想从与母亲的关系中得到什么。我已经与我的负罪感和羞愧感打了那么多仗，我自己甚至都不知道。

来访者并非在伪装。痛苦→价值的连接恰恰隐藏在她描述的方式背后：与痛苦斗争使人很难放慢脚步，窥见痛苦的本质。而ACT疗法就好像在治疗过程中放置了一个手电筒（让患者可以探个究竟），从而使得价值选择可以被探索和获得。

不行动、冲动或持续回避与承诺的行动

生命在于行动。这个世界上任何治疗和干预都只有或直到它在行为的世界里出现才可以被相信。来访者带着各种不同历史背景的模式进入治疗，这些模式破坏着成功的行动，不管它是冲动、不行动还是毫无意义的坚持。

ACT 鼓励行为上的直接改变，这与创造越来越大的以价值为基础的行为模式相一致。这是承诺的行动。承诺是有意创造支持价值的行为模式。

从这方面看，ACT 看上去非常像传统的行为疗法，而且几乎任何行动上一致的行为改变方法都可以纳入到 ACT 的方案之中，包括暴露、技能获得、行为塑造方法、目标设定及类似的东西。不像价值，持续不断地用作示例但永远不会作为目标来完成，而与价值一致的具体目标可以不断被实现，而且 ACT 方案几乎一直包含与短期、中期和长期行为改变目标相联系的治疗工作和家庭作业。行为改变的努力反过来会导致与心理障碍的接触，这可以通过其他的 ACT 过程（如接纳、认知解离）来解决。因而，ACT 其他五个核心的过程都在促进行为改变中发挥作用。

在山姆的例子中，治疗师帮助他挖掘出一个核心价值：真诚，而且试图把它与建立行为模式的更大过程联系在一起：

治疗师：听起来你好像在说，对你重要的不仅是社会要求你必须怎么样，而且是对你自己真诚。

山姆：这对我非常重要。

治疗师：好的，但是当你把这些感觉推到一边，你并没在做对你重要的事情。就好像你驾驶着一辆汽车，而所有这些痛苦的乘客都跟着来了。但是他们是你的记忆、你的痛苦、你的想法。这不是文化，这不是社会，这是你的生活。你的车内是否有足够的空间承载所有这些乘客？同时你还必须驾驶着汽车。

山姆：这真是个好比喻。我的生活就是这个样子。

治疗师：生活正在询问的问题是：做好自己真的可以吗？如果你真的要到达那个地方，那么你的任务就是行动起来。"好，来吧，乘客们，我们兜一圈去"。此时你就获得相对有力量的地方，在这里你可以带着你的悲伤、感激、丧失及所有其他的开启美好的生活。

山姆：这正是我要努力去做的，这是我计划去学习的。

在这个例子中，真诚的价值首先被注意到并被确认，并且用隐喻来进行展示。学习带着痛苦的感受并学着朝关心的方向前进是真诚的两个方面。所以，就像驾驶一辆带有你不想要的乘客的汽车，需要你既接纳他们的出现又要一只眼盯着路一样，对自己真诚也包括接纳历史和一只眼盯着行为选择。

心理灵活性过程的整合

作为一个整体，前面提到的每一个过程相互支持并都指向心理灵活性。这六个过程也可以作为一个整体。正念和接纳过程包含了接纳、认知解离、关注当下和自我觉察的观点采择／以己为景。确实，这4个过程提供了一个有效的对正念的行为定义（见 Fletcher & Hayes，2005），而且不断增长的关于正念的神经生物学数据与其重要性相一致（Fletcher，Schoendorff，& Hayes，2010）。承诺和行为改变过程包括关注当下、自我觉察的观点采择／以己为景、价值和承诺行动。关注当下、超越问题及观点采择在两个来访组中都有发生，因为在两个案例中，我们讲的都是处于当下的有意识的人类。

你可以以其他的方式整合这些过程。接纳和认知解离创造了更大的开放性。自我觉察的观点采择和对当下的灵活关注创造了更大的觉知性。而价值和承诺行动创造了更积极的投入行为。语境认知行为疗法在争议中作为一个一致的干预模型朝这三个过程前进，因为以这三个领域为目标的方法在不同的新取向中几乎是普遍的（Hayes，Villatte，et al.，2011）。

在第4章，我们将提供更多关于 ACT 如何在门诊病人的心理治疗中运用的细节。我们将讨论治疗师的作用、治疗关系的实质、一般的治疗立场以及一些具体的方法。

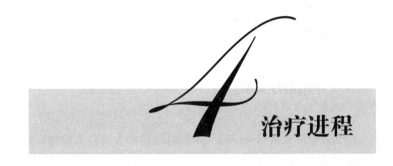

治疗进程

CHAPTER FOUR

在这一章中，我们将学习接纳承诺疗法（ACT）的全部方法，并且给出如何运用这些方法的实例。我们的目标是让读者对 ACT 有一个大体的感受，对其实质有一个广义的理解。然而，像这样短短的一章内容并不能替代细化的临床培训，所以如果你被触动，想要在更高水平上学习以帮助自己真正应用 ACT，可以参阅其他相关材料。

ACT 中的治疗关系

治疗新手常常认为治疗师一定要对来访者大部分重要的问题有确切的答案。形象地说，这种观点属于垂直型：治疗师知道答案，而来访者不知道。

大多数成熟的心理治疗流派建议从这种姿态中抽离出来，ACT 亦如此。ACT 中的治疗关系是基于心理灵活性模型本身的。我们寻求在心理上开放的关系：来访者和治疗师的思维和情感都安于所在之处。治疗关系处于核心并且能被觉察到；来访者和治疗师需要有觉察且灵活地投入到两个人在一起的时刻。来访者和治疗师都以来访者的利益为前提承诺发展一种工作关系，当双方把追求各自的价值作为该承诺的一部分，那么此种关系就是投入的、具有主动性的。ACT 的治疗过程就体现在这种关系中。

为了灵活地做到这一点，治疗师需要在自己的内心对这些过程进行探索。治疗师并不需要成为个中高手——治疗师不是自封的大师——但治疗师必须对开放、觉知与投入作出个人承诺。

这样的关系不是垂直的，而是平行的。咨访双方都是人生旅程中平等的旅者。治疗师在一些方面可能有特殊的技能和科学知识，可以担当不同的角色，但在 ACT 工作中，治疗师是因为和来访者一起投入到心理灵活性的进程中而起到帮助作用的。

有大量文献强调咨访关系的重要性，并且一些作者甚至主张：在"咨访关系"这一共同因素之外，理论模型和方法起的作用微乎其微（Wampold，2001）。这种观点非常有吸引力，这意味着：治疗师可以自信满满，只要通过关心来访者，自己就是在做有"循证"的治疗，而事实上并没有这么简单。大多数治疗师都认为自己所建立的治疗关系好于平均水平，但这在统计上是不可能的，除非你住在沃布冈湖[1]。治疗师必须知道如何创造推进治疗进程的咨访关系。"共同因素说"的理论家们无法在这点上有所贡献（如果他们可以的话，他们不会再把咨访关系看成一个共同因素，而是发展出一种具体的治疗方法）。

ACT 推动者对于咨访关系为何重要以及如何营造这种关系有一个初步的回答。我们强调有力量的咨访关系是接纳的、主动的、以价值为基础的、觉察的、细致的、非评判性的（Pierson & Hayes，2007）。换句话说，好的咨访关系以心理灵活性为模型，在一定程度上说，也恰恰因为做到了这一点，咨访关系才如此重要。

---

[1] 出现在一首歌中，住在那里的所有女人都很漂亮，所有男人都很强壮，所有孩子都超出一般水平的聪明——译者注

如果该观念是正确的，那么如果测量咨访关系和来访者在心理灵活性上的改变的话，咨访关系能够在 ACT 治疗中带来多少积极效果就取决于它能够在多大程度上增进来访者的心理灵活性。在最近的一项研究中，该观念得到了验证：工作同盟（working alliance）在治疗和随访结果的关系中起中介作用，但当把 ACT 各部分加入多元中介模型后，发现工作联盟对结果不再起显著作用（Gifford et al., 2011）。这并不是说咨访关系不重要，而是显示咨访关系之所以重要的部分原因是它调动、示范、鼓励、支持一种更开放的、觉察的、投入的生活方式。我们预期这点在 ACT 之外也能得到证实。

这对于治疗新手有深刻的影响。这意味着作为一个治疗师，你不必像在垂直型关系中那样无所不知。事实上"害怕"可以成为你的盟友。如果在治疗中你感觉不安、困惑或焦虑，你应该为此高兴；因为你现在有机会体会到来访者的感受，并且去做一些你要求来访者去做的事情，这使得治疗变得人性化。来访者看到自己将要承担的风险，同时从你作为一个治疗师在处理这些的过程中学习如何承诺行动。

最近的一项研究考察了新手治疗师们，他们仅接受了相对有限的 ACT 训练。与其他在循证治疗方法训练下的新手相比，ACT 学习者在治疗进程中明显感受到显著少的自信不足，但他们却创造出了显著且更好的治疗效果（Lappalainen et al., 2007）。如果你想要一个人对经验开放并且关注自身价值，开启这样一个旅程的起点就在此地，和你一起，在整个治疗进程中这样去做。

来访者的角色

ACT 是以来访者为中心的。从 ACT 的视角看，来访者是一个全然完整的人，拥有一切前行和学习所需的东西。在 ACT 中，来访者的价值设定了治疗的路线，并且其所需的心理改变更多的是学习如何拥抱自己而不是把所谓自身"坏掉"的东西修理好。

来访者出现在咨询室时往往带着强烈的感情、不愉快的记忆，来自自己和他人的评判，确信自己的问题、缺陷、不想要的品质，因这些受到打击或重创。来访者正经历心理上的煎熬，并往往带着"把痛苦赶走，然后开始重新生活"的逻辑前来咨询。第一个目标（赶走痛苦）是方法，而第二个目标（生活）是结果。问题在于消除痛苦的努力往往会加剧痛苦本身（Hayes, Luoma, Bond, Masuda, & Lillis, 2006）。该悖论并不仅仅是经验性回避相关文献的研究结果，而且是来访者能够直接感受到的经验。问题在于文化和人类语言本身遮掩了来访者自身经验的价值。未从自身经验出发，来访者就得出结论：自己错了或者自己应该受到责备，而事实上是文化压迫导致的这种感觉。

ACT 要求来访者"挺身而出"，主动地、全身心地参与治疗：来到当下，触碰自身价值，进入觉察状态，聆听自己的人生历史。来访者被要求全身心地出现在以两个平等的人的关系为纽带的治疗中。

治疗师的角色

ACT 治疗师的首要角色是帮助来访者成为更丰盈的自己，带着自己的思想、情感，开始去过与自己价值相一致的生机勃勃的生活。治疗师的这种角色是非常具有主动性的，也是一个具有交互影响性的角色，是一种自我挑战。垂直关系从心理成长的角度讲对治疗师要求不多，但平行关系中要求治疗师成为丰盈的自己，带着自己的思想、情感，在治疗中按照自己的价值行动。这也是治疗师鼓励、示范并且支持心理灵活性的唯一的起始地。

鼓励是这三点中最容易做的一个。ACT 已经发展出了很多干预方法：隐喻、练习、技巧。如何在 ACT 中激发治疗改变是本章接下来的内容的主题。

如果治疗师自己不示范 ACT 进程，只鼓励来访者是没有效果的。比如，若治疗师鼓励对情绪开放，但当治疗中出现情绪问题时却都采取回避态度，那么来访者也会总以牺牲自己的治疗为代价来迁就治疗师。

这并不意味着 ACT 治疗师必须是接纳、认知解离等方面的专家。大体上说，应对方式的示范比技巧的示范对来访者来说更有作用，因为前者能让来访者反观自己的情况。假设咨询进入僵局，来访者和治疗师尴尬地看着对方，不知何去何从。一个 ACT 治疗师可能会通过下面的表达来示范认知解离和接纳："此时我有点困惑，我脑子里有这样的想法'我的职责要求我应该知道怎么做'。而事实上我坐在这里并不确定应该怎么做。"觉察和说出平行过程能够增进来访者的投入感和治疗工作的人性化。ACT 要求治疗师和来访者并肩前行，洞察艰难的想法、记忆、感受。因此，我们倡导受训者在日常生活中，除阅读和练习 ACT 进程（如接纳、正念、价值）外，还要在日常生活中通过体验式训练来学习 ACT，通常这也包括正规的冥想练习。

　　支持心理灵活性过程意味着能够捕捉来访者的深层信息，并且能够用真诚和积极的方式作出反应。在成功的 ACT 案例中，来访者会开始放弃回避模式，创造与价值统一的新的行为模式。新模式因正念、接纳、认知解离而得到强化，同时会有一种自我超越感。新模式是很脆弱的，如果治疗师不敏锐地注意到这点，很可能会阻碍进步。例如，一个表达了对治疗师失望的来访者可能会在第一次会面时用健康的方式对自己失望的感受畅所欲言。如果治疗师没有捕捉到这点改进，而是盲目地进行防御，那么就错过了一个很好的对来访者的成长进行支持的时机。了解来访者的深层信息不仅依赖于来访者口述的内容，还依赖于该内容在治疗关系中的角色以及它所带有的功能性意义。在多层次上同时追踪治疗师和来访者是很困难的，幸运的是 ACT 的潜在模型提供了指导意见：如果治疗师变得更加开放、觉察和投入，捕捉这些深层信息和对来访者进行支持就变得更为直觉化。支持接纳的最好方式就是去接纳，支持认知解离的最好方式就是处于解离状态，等等。

知情同意

知情同意的作用是帮助来访者理解治疗过程，从而他 / 她能够在知情的情况下作出选择。虽然 ACT 的治疗结构、实证支持、可选方案可以通过文字语言来说明，但其工作的核心却不能言说，因为 ACT 寻求的是改变人对痛苦的反应方式。在某种程度上说，ACT 旨在改变"理解（understanding）"如何发挥作用以及"理解"是什么。因此，传统的知情同意的形式受到挑战，解决办法是让来访者通过体验来理解 ACT，这常常通过隐喻实现：

治疗师：听起来，你的内心里一直在打仗，与此同时，你的生活变得越来越缺乏生机。你是这样感觉的吗?

来访者：一周 7 天，一天 24 小时，时刻如此。

治疗师：你看情况是不是这样——你一直在努力打赢你和焦虑、悲伤、抑郁、欲望之间的战争。

来访者：感觉就像是生和死的较量。

治疗师：但是，与此同时，生活变得不值得好好去过。战场不是创造美好生活的地方。而且，尽管作出了这么多的挣扎和努力，但好像赢不了这场战争。这公平吗?

来访者：这就是我来找你的原因。

治疗师：我不知道是否你的直觉告诉你，是寻找不同解决方案的时候了。假设我们能够放下武器，走到战场边沿，然后开始把关注点放到如何生活得好上，就在此刻。战争可能还会继续。我们可以继续观看它，只是不再置身其中，而是将精力放到如何变得更好上面。我们找到了另外需要做的事情。如果相互合作，过程就像上面说的这样。

如果来访者选择愿意沿着这个方向走，那么双方要对评估进程达成一致，并且治疗师要对治疗过程中可能出现的起伏提前加以提醒。例如：

这就像擦一扇满是污泥的玻璃窗，当你清洗时，玻璃可能看起来变得更脏了。你最终将有决定权来裁定我们是否取得了进步，但与此同时，在过程中即使情况看起来不明朗，我们依然要坚持治疗进程。

如果用问卷测量了来访者经验性回避的水平，且得分很高，那么你可以预计该来访者在治疗中也会有很多回避。一个简短的以ACT为基础的心理教育可以在很大程度上减少脱落率：

根据问卷得分，我预计如果我们开始触碰正在发生的东西，你内心有一部分可能会想逃离或者跳过某个治疗阶段，甚至放弃咨询。但你要知道恰恰是在这些时刻，你要投入其中。

个案概念化

心理灵活性是ACT的首要目标。想象一下，一个有抑郁症状的人来咨询，感到很悲伤，带着这样的想法："我是没价值的"，且回避他人。ACT 不会以减少悲伤或"没价值"想法的频率或强度为直接的干预目标，而是以他和这些感受和想法的关系、愿意投入到以价值为基础的行动中的意愿为目标。一个成功的个案主体内心能有足够宽广的空间来感受自己的情绪，思考自己的想法，且仍能够在工作、人际关系和娱乐等方面投入到有意义的行动中。为进行个案概念化，要看个案在心理灵活性每个部分的现状、历史，且心理方面的屏障如何阻断了以价值为基础的行动。个案概念化的目标不仅是对问题形成历史性的理解，更要有一个行动计划来增强来访者的力量以有更多的灵活性来应对困难之处。

　　探讨对来访者的生活而言什么是重要的以及如果现存的问题不成为问题，来访者会做出什么举动来好好生活是一个很好的开始。这样做的目的是发掘来访者最初的价值和目标，以建立咨询合同或治疗协议。评估来访者当下的问题要特别注意来访者是在哪里、如何在生活中"卡住"的。ACT 中指的是辨别来访者如何用回避或融合的方式描述认知和情绪上的阻碍。作为治疗师，你想要知道来访者身上有问题的或消极的思想（我是个失败者、没用的人、不讨人喜欢的、残缺的），情绪（悲伤、焦虑、羞耻、愤怒），记忆（过去的伤害或创伤）或身体感觉，这些增进了回避或冲动的行为模式。

　　下一步是辨别来访者为了减少或回避这些不想要的认知和情绪体验而采取的策略和行为模式。换句话说，来访者做了什么努力让自己不以某种方式思考或感受或经验某个事情？比如回避情境或地点，使用药物以使自己"麻木"，隔离、发怒、封闭自己对他人的感情，暴食或绝食、自伤、仪式行为，等等。行为模式是治疗关注的重点。

概念化回避或冲动行为的关键在于理解它们的功能。换句话说，某行为是在为什么服务？例如，一个有糟糕的缺失感的人想和每个遇到的人上床是为了抵制不被爱或无价值的感受。而另一个有相似情感缺失感的人总是避免与人接触，这样做的目的是，在感情生活不顺利的情况下，尽量避免失败的感受或避免强化无价值感。在两个案例中，行为的功能是很相似的，即使形式非常不同。

同样，相同的行为可能有不同的功能。例如，一个来访者寻求新工作，可能反映的是她努力与价值相接触的过程（她最终想去干她觉得重要的工作），并在心里为阻碍（对失败的害怕）留一定空间。另一个个案中寻找新工作可能是长期的回避模式，每次碰到挑战或遭到拒绝时都选择"重新开始"，结果导致价值冲突（失去给予家庭的经济支持，处理新的人际关系）。

在治疗中，你要特别关注来访者的非言语信息。微妙的细节会反映来访者对困难的生活事件的立场以及与之相关的认知和情绪体验，如减少的目光接触、转换的姿势、语调、搓手等。请来访者展示自己挣扎、回避或开放时的身体姿势是有帮助的。同样的姿势模式会自然而然地在咨询中出现。通过治疗来观察来访者在"真实情境"中的回避或开放的身体姿势模式有重要的价值。

个案概念化的最后一个重点是评估回避行为模式的代价。我们往往在来访者表述的价值背景下来做这个工作。例如，对于一个来访者，社交上与他人隔离可能不会使其付出任何代价。如果来访者看重亲密友谊，希望满足家人和亲密关系，很明显隔离是有代价的。另一个来访者可能并不怎么看重关系，所以聚焦于其他让他付出代价的行为模式更有帮助。"代价"通常是促使来访者开始愿意在治疗内外尝试困难的或全新的行为的有效方式。

下面我们把这些应用到莎拉的案例中，来看心理僵化和心理灵活性六边模型（见图 3.1 和图 3.2）如何指导个案概念化。通过治疗记录可见，小时候妈妈对她非常苛刻。尽管她有自身的健康问题，但她很难对母亲提出来的要求设限；相反，莎拉按照"应该"行动，用理性压抑自己对这段关系的失望。她一直这样做以至于自己都不确定想从与母亲的关系中得到什么，即使治疗记录流露出她想拥抱的价值：她想要一种真诚、关爱、接纳的关系。

她的生活中充斥着应该、唠叨和解释，结合她所经历的严苛的养育，表明认知融合是问题的关键。她的价值和采取行动的能力（如解决自身的健康问题）是她的力量。所以治疗的计划是使用认知解离的方法创造出一定的开放性，利用任何出现的开放性，将其自身价值与更大程度的接纳与开放相连。这样一来，对母亲的要求设定一些健康的界线在心理上变得有可能了。在本章中，莎拉案例的其他一些记录会显示这个计划是如何实现的（为展示关键的治疗过程，同时融入了其他案例）。

创建 ACT 治疗协议

所有的疗法都要求治疗师和来访者在治疗进程及目标上达成一致。ACT 中治疗协议包括两个典型的目标：学会用不同的方式处理经验和朝价值方向迈进。ACT 治疗师会寻求在会谈次数（门诊病人通常是 6~10 次，无论来访者所在的健康保健体系允许其参与的次数是多少）方面达成一致，并提示来访者努力用不同的方式处理经验可能是很困难的，并且在最初的几次会谈中，治疗可能看起来没有朝着正确的方向迈进。

大多数治疗师会以暗示或明示的方式，将痛苦的想法和情绪的内容作为评估或干预的核心目标。这个逻辑体现在治疗方法的名称（如焦虑管理）和症状名称（如心境障碍）上。这些为 ACT 带来了麻烦，所以更安全的程序是确认导致问题思维和情绪的历史（如"考虑到这样的童年经历，我知道你的焦虑是如何发生的"），向来访者指出他所经验的障碍如何产生了痛苦（如"但听起来你在说越是和它斗争，情况就变得越糟糕"）且生活如何被耽搁了（如"同时听起来你的生活圈变得越来越狭窄，与他人联系更少，更缺少活力。是这样吗？"）。随之，两部分的 ACT 协议便能够付诸实施（如"那么接下来我们要做两个事情：第一，找到另外的方式处理与焦虑的关系而不是助长它在你生活中的角色；第二，说出你真正想要的东西，并把它放在最重要的位置上"。）

策略和技巧

接下来，我们将看到一系列 ACT 方法。ACT 方法并不是直线式排列的，但书的内容不得不按照一定的顺序，所以你要知道这些进程在你的治疗中可以以任何顺序出现。

接纳你在哪里（"创造性无助"）

来访者的经验决定了什么有用和无用。在治疗的最初阶段，我们会探索引发"让痛苦停止，我才能开始生活"这一常见来访目的的行为模式所产生的后果。治疗师的角色不是决定什么流程有效，而是根据来访者自身的经验，探求该流程对来访者的影响。

我们利用来访者最初的主诉，来探求更大的行为模式。通常来说，来访者的问题往往与他们的想法、感受、记忆和感觉相关。关系或社交问题可能是例外，但进一步的研究揭示，过程总是相同的，只是形式不同而已（如，"当我老公＿＿＿＿＿，他让我发疯""我不能理解为何有时我老婆会如此生气以至于她＿＿＿＿＿＿"）。

来访者来到咨询室中往往会说"我感觉不好"或"我不喜欢我的想法"或"我不喜欢我记忆的东西"或"我焦虑、抑郁，是个失败者"。一个简单的问题——"你都做了什么努力来解决这个问题？"会很快地引导来访者在问题解决上的努力和改变或祛除不想要的思维、情绪、记忆或身体感受的努力。问来访者第二个问题："那么这些努力的效果怎样？"来访者通常会承认失败或者声称部分成功。它没有效或有一点点效，或一段时间有效。如果关于"什么有效"的问题一直被问下去，往往一个无效方案的清单会不断扩大。下面是和一位主诉焦虑的来访者的对话。

来访者：嗯，我曾经尝试过苯二氮卓类药物。

治疗师：效果怎么样？

来访者：感觉好了一些，特别是在刚开始的时候，有一种解脱感。

治疗师：随后发生了什么？让你挣扎的问题变小了还是更大了？问题是不是侵入了你生活的更多领域？

来访者：嗯，问题是变大了，而且，是更多领域。现在我在想要不要一直带着药片，它们能否很快起效，吃药能否让我很快地逃离焦虑情境。

治疗师：听起来这给你带来了一些好处，尤其从短期来看。不过不知道可不可以这样说，你的经验告诉你这不能真正解决问题。事实上不管什么原因，总之，问题变得更严重了。那么你还做了什么来驱赶焦虑？

我们通常会继续问此类型的问题，引出来访者使用的其他策略，并尝试理解来访者的经验能否告诉他这些策略从长远看有用，是否让问题减弱，还是增进了更大的无效的行为模式，让情况更糟。问这些问题时可以使用一定的措辞方式来引出这些情绪和认知改变策略的共性（如"驱赶焦虑"）。从更宽泛的角度看待这些问题，如果当前解决问题的努力是有用的，那来访者也不会出现在咨询室中了，但是来访者往往自己看不出自身经验的启示。他们看不到"更大的图景"，因为他们来咨询时带着解决问题的思维而来，他们所遭遇的人生"卡壳"源自把解决问题应用到不适用的地方（因历史经验产生的思想和情绪）。尽管有证据支持 ACT 的这些假设，但引出来访者的自身经验来指导治疗很重要，而不是强加一个体验到来访者身上。

释义和总结在这里是非常有用的工具，例如：

治疗师：你所做的控制恐惧的事情之一是你努力避免一些情境，听起来这让你感觉好一点，感觉到的害怕少一点。但从长远看，害怕实际上变得更多了，你不得不更多地去回避，回避阻碍了生活。我理解得对吗？

来访者对该行为模式的确认，虽然不是使用 ACT 的必要条件，却是使 ACT 开始非常有力量的起点，例如：

治疗师：如果情况是这样，你最大的盟友就是你的感觉，你觉得这行不通，因为你的大脑仍然布满了这些可怕的想法——"如果我停止控制我的焦虑，那么我将被它击垮"，对吗？所以从某种程度上说，你辛辛苦苦得来的痛苦，恰恰是我们需要在此时一起共处的。你自己的经验给你灌输了一些想法，但是一成不变地遵循这些想法是不会有任何帮助的。让我们来看看能不能找到一个空间，在那里不再强调"重新振作！"或"一笑而过！"或者只是"坚强一些！"，而是做一些完全不同的事情。

让来访者与行为长远的后果发生联结的概念称为"有效性"（workability）。没有一个单独的事件是绝对好或绝对坏的，而是发生在来访者生活中看重什么、想要什么的背景下，行为就变得对获得有价值的目标有帮助或无帮助。把经验性回避作为 ACT 的一个常见目标并不是因为每次经验性回避的发生都是有害的，而是因为当它被扩大且成为习惯时，从长远看往往阻碍了有价值的生活。来访者的经验是标准，检验的是行为的"有效性"。

一个常常用来概括"创造性无助"并借以过渡到其他方法的是 ACT 的"拔河隐喻"。

治疗师：也许这就像你在和一个庞然大物——焦虑怪兽拔河，你和怪兽之间像是有一个无底深渊。你一直拉呀拉，你拉得越使劲儿，怪兽的力气也就越大，而好像你如果输了就要掉进深渊里。我们此刻应该做的是理智地思考，我们的任务不是赢得拔河这场战争，而是学会如何放下绳子。

面对一个有轻微问题的来访者，适合用更舒缓的方式进行"创造性无助"的工作。这带来的情绪性挑战更小，有点像是心理教育。下面是山姆的一个例子。

治疗师：你觉得简单地把悲伤赶走对你来说有用吗？

山姆：不，没用。

治疗师：好的。因为有时人们为一个东西努力很长时间，但就是不行。也许你成瘾的历史已经给了你一些启示。你是不是清楚地意识到，就在这个地方（指向他的内心），它不仅现在没有效，以后也不会有效。

山姆：是的，我已经完了。我不知道还能做什么。这就是我为什么来这里。

治疗师：嗯，这样很好，因为只要你屈从大脑向你絮叨的："好吧，也许你只要足够坚强，一切都会过去的"，事情就会这样。那么，为什么不做一些新的尝试呢？如果你知道自己可以去做一些新的尝试，只是不知道如何去做，那么我们已经可以开始工作了。

ACT 新手常常担心"创造性无助"会使得来访者想退出治疗，而不是防止退出。从我们的经验来看，这样的情况不会发生。来访者往往有一种被证实感，因为毕竟他们已经作出了非常大的努力，你告诉他们这是必须的，"这不是你的错——这是一场被操纵的游戏。最终你有了难得的知识和去做一些真正不同的事情的机会"。

然而，"创造性无助"工作需要的时间是高度可变的。一些来访者（有时是那些有很大心理压力的人）非常快地认为自己经验性控制的努力是徒劳的。而在其他一些案例中需要花更多的时间。ACT 新手有时会急于推进，这总是因为治疗师面对来访者的压抑和无助时自己感到不舒服。

控制才是问题

想象自己被绑在一个鳄鱼池上方的椅子上，上边放着世界上最灵敏的紧张探测器。你被告知要做的就是绝对放松，完全平静，如果探测器发现你有任何紧张，椅子就会像嘉年华上的灌篮一样冲进鳄鱼池。很明显会发生什么，对吗？

我们总是┈┈┈做类似的事情——努力威胁和强迫自己按照特定的┈┈┈。主观地去控制或改变不想要的想法、感受┈┈┈┈上往往会导致生活中更大的痛苦，尤其是当┈┈┈┈的价值相连接的、有生机的生活中去，必须要┈┈┈┈把这称为"控制才是问题"。下面的例子来┈┈┈┈中如何被提及。

治疗师：也许现在的情况是有意识的、主动的、有目的控制被用在了不恰当的地方。使用苯二氮卓类药物会带来什么呢？

来访者：把焦虑赶走。

治疗师：或者……

来访者：或者我的生活将继续从我身边溜走。我控制不了基本的生活。

治疗师：当想到"我控制不了基本的生活"时，你是什么感觉？

来访者：让焦虑去死吧。

治疗师：所以这完全是雪上加霜。为了避免焦虑的感受，你的生活圈变得更狭窄，结果你的焦虑更多了。现在你明白我说的"控制被用在了不恰当的地方"的意思了吧？也许生活给了你一些启示：

尝试控制你的感受和想法，你将会失去对生活的控制。

尝试控制是人类认知的问题解决功能的体现。我们的大脑发展到可以分类、预测、评估和判断。我们正是依此靠语言来解决问题的，而且使得人类这个弱小和发展缓慢的物种能够掌管地球。问题是，当这些能力被应用到内部经验时，我们的个人历史成为了自己的敌人，人的生命变成了一个需要解决的问题而不是一个需要经历的过程。尽管这种方法无效，但社会文化告诉我们：人应该能够控制自己的想法和感受。在人生的某些时刻，你被告知："别哭了，否则我会让你大哭不止"，或者"不要想了""这没什么可怕的，别怕了"。这些早期接收到的没用的信息让我们觉得真实地去感受我们感受到的东西是不好的。即使作为一个孩子也应该有不同的感受。我们从来不知道怎么能学会，但的确学会了要安静。

为了展示这种控制的逻辑，你可以让来访者去记录自己每天感受到多少痛苦、焦虑或抑郁或任何他自己认为是问题的东西。然后让来访者记录他花了多少努力或挣扎去控制它们，以及最终整体上说自己这一天的"有效性"是多少？让来访者问问自己"如果每天都像今天这样，我的生活将朝希望的方向迈进还是倒退"？来访者会更多地意识到挣扎与缺乏有效性之间的相关性，远超痛苦与缺乏有效性之间的相关性。

需要着重指出的是，要深思熟虑且富有同情心地做有效性和介绍 ACT 过程（特别是解离和接纳）的工作，不能贬低来访者的挣扎。

有一个不错的判断就是，问问自己："我是否尊重来访者的痛苦和挣扎？"如果回答是"是"，那么你不太可能会否认来访者。

解离

你是否曾经深深觉得自己是一个糟糕的人或者自己真是哪儿出了问题？或许你是碰巧有了这个想法，或者有人这么说过你，或者你爸爸这样吼过你，或者是生活中的痛苦或创伤事件导致的。也许在今后的生活中，这个想法会一遍又一遍地出现，有时还会非常有力量，以至于一有事情发生它就会出现。努力把它从你脑子里赶走意味着你必须把注意力集中在它上面。这意味着你要把它看得很重要。当你这样做的时候，你让它成为中心，把它和更多的事情关联，你为它献出了更多的人生时刻。结果你让它出现得更频繁，扩大了它对你生活的影响。按照字面意思对待思维被称为"认知融合"，这是 ACT 的一个首要工作目标。

想象自己在一个可以随意拥有任何想法的地方，就像你在观看电影或话剧里的对白。你可以拥有"我出了问题"这样的想法，没有必要去改变或去除它，你能决定它对你生活的影响。带着审视、觉察和好奇去体验这个想法，这就是你正在做的事情。这就是解离工作的目标。

融合无孔不入以至于人们很难觉察到它的迹象。你也许丧失了感知当下的能力，就像在白日梦里；也许你被你的想法绑架，好像大脑一刻不停地在运转；或者你忙忙碌碌，处处在比较和评价。也许你总是憧憬未来和回忆过去，唯独没有活在当下；或许你总是在努力澄清一些东西。相反，解离会带来轻盈、灵活、存在、清醒以及有兴致的感觉。你会感到自己可以不受特定想法支配而自由选择行为。解离是把你的想法看作想法，从而让自己的行为更多地取决于选择，而不是自动的语言过程。

接下来我们会讨论认知解离过程的 5 个例子以及用来改变想法发生的语境的技术。在 ACT 文献中有上百种解离方法，列举出来的只是其中一些。

普遍存在

想法无处不在，它们到处游走，大或小，强或弱，好或坏，让人高兴、害怕、奇怪，等等。但是它们在那里，总是把我们从当下时刻中拉出来。把这个过程呈现出来并带入咨询室可能有用。你可以考虑为你的大脑、来访者的大脑命名，注意到房间里有"四个我们"。或者你可以用"语言生成器"来指代大脑，它不断生成大量的想法，对所有事情评论、评判，持有观点，引发混乱。人天生倾向于通过我们的思想看世界，而解离允许人看自己的思想，而不是从思想看自己。

不卷入地观察你的思想本质上是解离的过程。很多正念练习符合这一点。"云上的想法"练习是一个例子：

请你闭上眼睛，仅仅跟随我的声音。尝试把你的注意力集中到你的呼吸上，注意到每一次呼吸气流进出你的鼻子或嘴巴……现在请想象自己坐在一片草地上……注意树木和叶子，看一看湛蓝的天空，努力感知到你周围的一切，直到有身临其境的感觉……现在请你躺下，仰望天空，注意到有云在天空上轻柔地飘过……看你能否把注意力放到你的想法上，每当你意识到一个想法，就把它放到一朵云上，看它从天空飘过……尝试把你的每个想法放到一朵云上，看着云飘过……当你发现自己不再看着远方的云，而是陷入一个想法里，就轻柔地把自己带回草坪上，躺下来，注视着天上的云，再把想法一个个地放到云上。

当做这个练习时，最好要先和来访者确认他自己的经验。如果来访者完成不了这个练习，可能需要进行一些基本的正念训练（见本章的正念部分）。如果来访者能够理解这个练习，你可以和他讨论观察想法的体验和陷入某个想法的体验的不同。来访者往往能观察想法一段时间，然后会陷入某个难缠的想法（某些带有个人和情绪色彩的事情）或者关于练习过程的想法（如，我做得对吗？）或者担忧过去或未来。二者的区别是非常关键的，因为你在尝试教来访者注意思考的过程。没有人能始终这样做，这也不是我们想要的，真正重要的是能够发现自己被缠绕在想法里，以便我们在有效性的基础上而不是自动化地使用融合或解离。

按字面理解

我们总是游走在思维的洪流中，这样做的时候，我们往往体验到想法在字面上的真实性。ACT把这称为"字面语境"，"字面语境"会大大助长痛苦。我们就像迷失在电影里的人，把任何对主角的威胁都当作是对自己的，每一个突然的声响都引发惊吓，每次楼梯的咯吱作响都激起逃跑的冲动。我们之所以会如此反应，是因为我们忘记了这些心里的杂音在很大程度上只是过去经历的回响而已。

如果我们把想法按字面来对待，那么我们就会强化想法的内容。例如，你有这样的想法："我是一个糟糕的人。"如果你认为这个想法在字面上是真实的，那么你会想尽一切办法努力让这个想法消失，或者将这个想法转变成自己能够做一个不糟糕的人存活在这个世上。然而如果你从这些念头的放映中后退一步，注意到那里有一个"你"，也有一个想法，也许就能有这样一个空间让你能如其所是地保持着这个想法，而不去抗争。

ACT使用很多技术来减弱想法字面（literality）意义的真实性。例如，让来访者想象他们的消极想法（如"我是个失败者""我什么事都做不好"）是一个不能被关掉的电台——是播坏消息的电台，从始至终都是坏消息。也可以把接二连三的想法想象成来自地狱的弹出式广告，而没有一个垃圾信息拦截器可以阻挡它们。或者让来访者用滑稽的语气把想法说出来，或者说得很快或很慢，或者用小孩子的语气说。想法可以被分解成一个个单词，快速而大声地说20~30秒。

注意不要用这个方法嘲笑想法。你可以这样向来访者解释：

当你用看广告牌、弹出式广告的方式看你的想法，或者通过很快或很慢或孩子气的声音把想法说出来时，你就改变了和想法的互动方式，这能够给你一点空间观看想法，使用其中有用的部分。也许想法就只是一个想法，不是你必须作出反应的东西，当然更不必将你的生活转向它。

自动化

当我给你一些未完成的短语时，说出你大脑中冒出来的词汇："好人不长——（命）""一张图胜过——（一千句话）""金发女郎更有——（趣）"。这些语句像在我们过去的历史中已打包好了一样，呼之即来。如果这些话令人痛苦（试下这个：我假装是个快乐的人，但实际上在内心深处我____），我们会努力擦除它们，但我们行动的后果却助长了它们。如果套用到一些语句中试一试，你会发现又出现了另外一个词，而且一开始你会非常高兴，因为它不是____（放进那个禁忌词）了。然而，随后你便意识到"____不是____"仍然是另外一种关系。这样的擦除是无益的。这清楚地阐释来访者的情况，能够帮助来访者意识到这个游戏是没有赢的可能性的。

> 治疗师：告诉我，在还是个孩子的时候，你相信有圣诞老人吗？

> 来访者：当然。我们把小饼干放在外边，我会写一个心愿单。

> 治疗师：你现在仍然相信圣诞老人吗？

> 来访者：当然不，那是为了让孩子们高兴。

> 治疗师：没错。当你见到一道彩虹划过天际时，你觉得彩虹的那一边是什么？

> 来访者：（笑）一罐黄金。

治疗师：有意思，每个人都这样说。不是一堆黄金，不是一罐银子，而是一罐黄金。你过去挖过吗？

来访者：（笑）没有。

治疗师：回想一下圣诞节。在12月中旬的时候，你走过玩具商店会看到什么？

来访者：圣诞老人，各种圣诞节的东西——精灵、驯鹿。

治疗师：这让你想起什么？

来访者：圣诞老人在北极的玩具工厂。

治疗师：你现在并不相信这个了对吗？但是它还是会出现。当你看见一道彩虹，你大脑里涌现出什么？

来访者：一罐黄金。

治疗师：这个想法怎么来的？

来访者：我猜还是孩子的时候大人这样告诉我们的。

治疗师：那么这个想法，我在生活中还做得不够好，我是一个失败的人，是怎么来的？

来访者：我不知道，我猜，是从某个地方、某些人那里听到的，多年来累积而成。

治疗师：好。告诉我，我们如何除去一罐黄金或者精灵的想法？

来访者：我不知道，我想我们不会去想着除去。

治疗师：所以那些其他想法——我很失败……我不够好，我做什么都做不好，以及各种各样这些类似的想法，我们该怎么对待它们？

ACT的一个经典技术是"这些数字是什么"的练习。我们在前面章节莎拉的案例中描述过这个方法，这个练习可以被用来和来访者沟通：当想法可能只不过是一种被强化的习惯性反应，我们为什么要这么认真地看待它们？想法一出现我们就心血来潮是不是有点傻？重点不是让来访者相信他们的想法是错的，或没用的，或愚蠢的，而是提供一个背景，能够让来访者注意到自己的想法可能是自动化的。也许你的来访者可以不必那么重视那些想法，不必为改变或祛除它们而挣扎，反而要为它们留一点空间，任其自然安在，然后选择过自己的生活。

在莎拉的案例中，当讨论她的愤怒和与母亲的关系时进行了相关的工作（值得指出的是，因为之前认知解离的工作，她现在已经能自发地使用很多解离性的语言了）。

治疗师：这就像"我因有这样的感受而感觉自己很坏"。

莎拉：是的，就是这样。我想这是结论。我指的是所有其他的念头出现之后总会有这个结论："这意味着我很坏。"

治疗师：好的，（给她一张纸巾）我们来谈谈"我很坏"。这些数字是什么？

莎拉：1，2，3。

治疗师：如果我愤怒我就是……

莎拉：坏的。

治疗师：好的，我们从这里开始吧！我们就让它像这张纸一样待在那里（把纸巾放到来访者的膝盖上）。它是你的敌人吗？真的必须得改变它点什么你才可能置身于此，并且尽管大脑说不能，你也会允许自己感受你真实感受到的东西吗？这只是你被强化的习惯反应。这些数字是什么？

原因和规则

想象你 6 岁了，你刚刚朝 4 岁的弟弟脸上打了一拳。他哭了，你的爸妈很生气。他们要求你为自己不可原谅的行为作出解释。你怎么了？你为什么要这样做？作为一个科学事件，你并不知道你这么做的原因：他做了些事情，你感受到一些东西，你接着作出某个行为。你的爸妈很生气，开始给你提供解释："你是不是生气了？"他们问。"我想是的。"你回答说。

我们在很小的时候就学会了给自己的行为寻找理由。从社会立场看，这是有道理的；我们需要教会社会成员识别预示糟糕行为的标记，像"我感到愤怒"，我们努力教会他们什么是亲社会行为的规则（"不打架斗殴，不做任何造成伤害的事情"）。这是必要的，但这有潜在的成本。我们开始在寻找理由的背景下关联我们的行为。我们开始相信我们自己的理由。到我们长大之后，我们太习惯于找理由以至于我们不断重复地这样做，并感到所有这些原因都是千真万确的。在这个故事里，除非原因改变了，结果才会改变——然而原因常常在我们的控制之外。

来访者带着精心排演过的故事出现，来解释自己为什么会这样，自己为什么做了做过的事，为什么不能改变这种或那种行为，为什么在有任何改变之前需要先改变自己的想法和感受。大多数人能活近 10 亿秒，或许更多，有些人能活翻倍的时间。

我们并无法有意识地记住所有的经验，只有非常小的一部分因为是近期发生的或有某种重大意义而被我们记住。然而我们确信知道自己行为的起因。如果好好想想，你会发现这样很愚蠢。

对 ACT 而言，问题不在于原因是不是真实，而在于将那些原因视为真实的对治疗是否有帮助。ACT 中的其他所有东西，都是有效性的问题。削弱找原因的影响，能够为更具灵活性的行为创造空间。更多的灵活性意味着来访者把找原因看成大脑进行工作的一个过程，或许通过观看这个过程能发现一个空间，让自己带着或不带着一系列的理由去选择行为方式。

一个简单的练习，对解离工作的所有方面都有帮助，那就是帮着来访者把想法标记为想法。

治疗师：如你所说，尽管你十分看重亲密关系，但你就是无法出门约会。

来访者：绝对不能。我现在太抑郁了，太悲伤了，没有人愿意花时间和我在一起。

治疗师：当你这么说的时候我几乎就能感觉到你的大脑思维在用这些干扰我们的谈话。你能感觉到吗？就像一瞬间我们正遭受来自想法的狂轰滥炸？

来访者：是的，恰恰就是这么发生的。

治疗师：我们来尝试获得一个喘息的空间怎么样？从现在开始，每当你说自己的一个想法时都以"我现在拥有的想法是……"开始，然后再把想法说出来。所以如果你想说我太抑郁了以至于不能去约会你会怎么说？

来访者：嗯，我现在拥有的想法是我太抑郁了以至于不能去约会。

治疗师：就是这样。和你刚刚第一次说这个想法时相比，现在是什么感觉？

来访者：不同，有点奇怪。好像这个想法不再是那么不可动摇的了。

正确与错误

你有没有曾经感到自己在哪里出了错：父母不够支持自己，伴侣不忠诚，朋友背叛自己，或者老板或同事不公平对待你？或许你陷在忧愁或创伤里？过去的伤痛以记忆、不愉快的情绪、闯入的想法的形式迟迟不肯褪去。在人生某个时刻，你可能有这个想法：过去的伤痛毁了你的生活，或者是另一个人的错让这些发生，而如果错误能被更正或者如果这些没有发生，那么一切就还是好的，你可以继续前进过自己的生活。

这种情境就像有两张并排放置骰子的桌子，你可以选择在哪张桌子上玩。如果你在第一张上玩，你可以为了"正确"来玩。但问题是：你为此需要付出的是你生活的生机。相反，在第二张桌子上，你将为"生机"而战，但代价是你自己的"正确性"。那么你将选择哪个游戏？

把"正确"作为目标带来的问题是行为上的僵化。这和下面这个来访者面临的问题特别契合：

治疗师：假设你爸爸在你成长过程中没有对你那么苛刻，那么你现在就不会如此焦虑了吗？

来访者：是的，他总是对我吼，且明显没有原因的，导致我从来没有觉得舒服过，我总担心什么时候下一个坏事会发生在我身上。

治疗师：没有孩子应该被那样对待。而我也很好奇是不是你的一部分促成了你爸爸带来的影响一直挥之不去。那么假设现在你的过去不发生任何改变，你快进到未来会怎么样？你有更亲密的友谊，你追求并得到更满意的工作。你觉得如果你爸爸看到这些会有什么感受？

来访者：他会觉得无辜，好像他曾是一个好爸爸似的。

治疗师：这让你有什么感觉？

来访者：我感觉不好，因为他曾对我那么糟糕，而这样一来的话像是给了他免除对那些事负责任的通行证。

治疗师：所以可能是这样，譬如说小时候发生在你身上的事情是犯罪。我也同意这是不公平的。但是现在你的大脑想确保你的生活成为这场犯罪发生过的证据。为了证明曾经发生过一场谋杀，你的生活成为一具尸体。所以当你从这里有力地走向未来时，你将不得不心甘情愿地带着一些想法，如"他得了通行证"和"这不公平"。但是这是谁的生活？是你的还是你痛苦的历史的？

当过去的痛苦尤其严重的时候，如创伤或边缘化的情况，大脑里的想法会让人特别痛苦，要学会用充满同情和深深地欣赏的态度对待可能有的痛苦。作为一名咨询师，尤为重要的是，你已经用这些方法努力处理过自身的问题，这样一来，你告诉来访者不要去纠结对与错，而应当继续前行，才会显得有说服力。

这点提醒适用于所有认知解离的工作。放手，放弃原有的关联想法的方式且不知道会发生什么，当你知道这样做的艰难时，就是你可以有效地充满同情地开始解离工作的时候。

接纳和愿意

我们都在和不想要的情绪作战，如悲伤、焦虑、羞耻和愤怒，也会为获得想要的情绪而战，如高兴、爱、兴奋或满足。想一想当事情进展不顺利的时候你会有怎样的感受，比如牌运不佳，或没人支持你，或者就是感觉不够好等。给这个情绪起个名，努力回忆第一次有这种情绪是在什么时候，越早越好。是昨天吗？一年以前？还是更早？

大多数情况，这种情绪很可能会被追溯到很久以前，可能你还是个孩子的时候。从我们有记忆开始，不想要的情绪就围绕在我们身边，而与这些不想要的情绪的抗争持续了同样长的时间。ACT教会人们用接纳作为替换回避情绪的有效方法。来访者通常会对"接纳"这个词感到困惑，因为他们往往对这个词的意义有自己的理解——往往是"我不得不忍受困顿的现实，不能做任何改变"。因此，有时在讨论接纳是什么之前先讨论接纳不是什么会很有用。接纳不是假装坚强、粉饰生活、需要不适、喜欢痛苦、假装成熟，不是迅速振作，不是把糟糕的评价变成好的，不是忍受痛苦，不是破罐子破摔。这些和 ACT 中讲的接纳完全相反。

接纳是对此时此刻的当下（moment to moment）经验采取一种有意识地开放、乐于接受的、灵活的和非评价性的态度。接纳的语源学含义是"接受被给予的"。像接受朋友的礼物那样容纳当下这一瞬间就是接纳。把接纳带到生活中去同样要求行为上的愿意。你可以把"愿意"（willingness）理解成：为了和个人经验或产生该经验的事件相接触而做出的自愿的基于价值的选择。接纳侧重强调心理上的姿态，而愿意侧重行动上的意愿。在 ACT 的习惯语汇中，常把接纳和愿意当作同义词，当这样使用的时候，它们都包含了这两层含义。

使用一些隐喻能够帮助来访者更好地收获接纳和愿意的感觉。接纳是你携带着痛苦，就像在钱包里放一张照片；尊重你的不适如同认真聆听你的亲人讲话一样体现出尊重；拥抱你的过去就像水杯那样拥抱着水，放弃与痛苦作战就如士兵放下武器回归故里。这是一种轻柔的、充满爱的姿态。接纳是充满感情的、觉察的和关注当下的。

接纳拥有全有和全无的特性。这有点像跳高，你不能部分地跳，你只能跳或不跳。你能轻轻跳一下或者大跳，但在这样做的时候你就是在放弃控制。你把自己抛到空中，让重力决定自己什么时候落到地面，这在本质上是一个大胆的举动。

来访者往往不能看到接纳和愿意的可能性，它们是不可见的。

两个开关的隐喻有助于描述这种情境。

想象你看着墙上的两个开关。其中一个是滑动开关，反映你的焦虑水平，是你一直关注着的那个。你一直在努力把这个开关的水平降下来，让焦虑水平接近于零就可以过上想要的生活。就连现在你到这里来找我也是你降低这个开关水平的又一次努力。但我想让你注意到在这个开关旁边还有一个开关。这是一个切换式开关，像老式的电灯开关，可以开启或关闭你的意愿。所以你面前现在有两个开关：一个控制焦虑或高或低或处于中度水平，一个用来打开意愿或者关闭意愿。你的注意力一直集中在焦虑开关上，但你的经验是不是告诉你：你搞不定这个开关？那么意愿开关呢？你能设置好，不是吗？所以，你会去操作哪个开关——能设置的还是不能设置的？但是，公正警告：如果你将意愿开关打开，我可以告诉你这之后焦虑开关会发生什么——它的水平将降低……否则不会有任何改变。对于这个绝对不会出错的承诺，我可以保证！

来访者听到这往往会发笑，但这就是真的承诺。这里的重点是放下结果，放弃有条件地体验经验。

接纳并不困难，但很狡猾。放本书在来访者的膝盖上，然后移开：

治疗师：感受这本书需要付出多少努力？

来访者：一点也不费劲。

治疗师：好的，现在我再把书放你膝盖上，无论怎样你都努力不要去感受这本书。不要去注意到它，不要感受它。排除掉一切感受、一切觉知，努力去这样做。这需要付出多少努力？

　　来访者：很多，而且不可能不感受到它。

　　治疗师：那么你努力不感受到生活中的一些事情，是不是如出一辙？这么做需要花多大力气？你努力不去感受你已经感受到的东西的时候，你错过了生活中的什么？

　　ACT 的目标是扩大人生内容（repertoire）。接纳工作本质上是一种暴露疗法，但目标不在于减少情绪唤起。情绪唤起可能会减少，但 ACT 的目标，与狭窄化的内容相比，是一个更广阔的、更灵活的、更自愿的内容。在得到来访者愿意承诺之后进行传统的暴露疗法将会比较容易。你可能对一个有广场恐惧症的人说："好，现在我们要到商场里去，看一看在那里会是怎样一种感受。"然后来访者说："我会试一试。"往往这种回答的意思是"如果不过于糟糕的话，我会这么做"，但是这完全不是愿意。这里没有过渡。暴露只受限于时间和情境，而不取决于感觉糟糕的程度。如果你能得到百分之百的愿意承诺，就可以在不想要的想法和情绪出现时做一点灵活反应工作。例如，你可以让来访者跟你站在一起，感受身体的感觉，注意想法的作为。如果你察觉到来访者能够更大程度地投入当下（用隐喻来说，即"放下绳子"），你可以增加更细致的内容扩充——买一些东西，或者找一找店铺里发型最搞笑的人，或者看看哪个店面最吸引人。这不是分心，因为这有助于来访者从害怕中走出来，是在扩大内容，是在吸引来访者的注意，而不是使他分心。

下一步是要找出可能发生在来访者身上的最可怕的事情。假设是昏厥或者失去控制，你可以这样说："让我们一起来这样做。我们何不索性一起躺在这里的地板上，打几个滚，然后大喊救命，救命啊！"这样做很有挑战性，但我们已经做过像走进服装店去买汉堡（针对一个害怕自己被愚弄的来访者）或躺在地上打滚，口里说着胡话——"我失控了！"（针对一个害怕失去控制的来访者）这样的事情。像这类大胆的举动特别需要百分之百的愿意，而且最好是你和来访者一起去做。如果你不愿意让自己看起来傻乎乎，就没有理由让来访者这样去做。

在咨询中，接纳工作能够以各种形式为来访者提供咨询之外的行为愿意和承诺。再一次强调，工作的目标是让你的来访者愿意感受困难的情绪，而不管这种感受如何发生，鼓励来访者在这种情绪下作出灵活多样的反应，以创造行为上的灵活性。第一章乔治案例中提到过的外化练习就是一个例子。另一个相关的练习是把过强的情绪"大卸八块"的"回形针怪兽"练习。过强的情绪就像是回形针搭建起来的大怪兽。它看起来很大很吓人，整体来看似乎势不可挡。但如果我们静下来检查下它的每个部分，就会发现根本没有什么吓人的。在这个闭上眼睛的练习里，让来访者接触艰难的情绪，仔细观察身体的反应。目的是放下抗争，看一看精细到身体每一部分的反应。例如，当来访者说出某个部分的反应时，治疗师带来访者进入这个感觉的细微之处——它在哪里，在哪儿开始，在何处消失？当这些都被看到时，回到"放下绳子"的隐喻，继续感受下一个。然后用相同的方法把焦点转移到其他经验：情绪、想法、渴望、行为倾向和记忆。通过把从整体上看似无法接纳的经验分解成一个个小元素，为每一个元素创造空间，最终"回形针怪兽"按照它本来的面目被体验。

另一个方法是帮个体看到回避的成本和回避在助长痛苦上扮演的自相矛盾的角色。"痛与苦之环"练习是一个方法。在一张纸的中间画一个小圆圈，写上一些字代表纯粹的痛（pure pain），这种痛来自一个人想得到的东西和历史与环境提供给他的东西之间的差距。如，一个人想要一个幸福的童年，但妈妈去世了，爸爸总是挑剔。那么把"悲伤的童年"放到圆圈中间。再添加一个类似的事件——这种无论个体怎么反应都无济于事的事情。接着，在圈外边写上为了应对圈内的痛苦个体做的所有事情，通常会包括很多驱赶痛苦的举动，可能包括麻痹自己、退缩、切断联系、喝酒、拖延等。在添加了这些之后，在它们周围再画一个更大的圈，问来访者痛苦是增加了还是减少了？几乎无一例外，痛苦增加了。把"更多的苦"几个字写在第二个圈之外，然后也把它圈上。如果你愿意可以再多画几个这样的圈——痛苦带来行动反应，反应又反过来增加更多的痛苦。

从 ACT 角度看，对纯粹的痛苦你不能做任何事情（事实上，你也不想：山姆真的想消除看到母亲死亡的痛苦吗？），但是你可以阻止圆圈增长。增加的苦是污染的痛（dirty pain）——由控制痛苦的不必要的努力带来的。那么余下的就来源于作为一个人，一个有限的存在，经历生活自然而然产生的痛苦。

接纳有生命力、存在感以及整体性，在治疗进程中你可以感受到这一点。但当你和来访者讨论接纳的问题时，你往往会误入歧途。事实上如果我们在督导时听到治疗师说"我们讨论了接纳"，那我们就差不多知道这里出了问题。因为"讨论"是知识性理解层面的东西，而你需要做的是创造一个语境让来访者在其中走进痛苦，全然地，没有任何防御。接纳是一种体验，无法靠讨论得来。

另一个常见的陷阱是来访者取得进步后又倒退回来。生活开始有了一点点新进展，大脑又开始为控制代言。比如来访者会非常高兴地说 ACT 方法是如何起作用的。而起作用是根据"感觉很好"这个标准来测查的，而这恰恰是问题的起始。不小心的治疗师会掉入这个陷阱。如果来访者过来说："我想我取得了很大的进步，谢谢治疗。上周我感觉棒极了！"治疗师应该努力把焦点放在来访者的行为上（如，采取更开放的态度，投入到以价值为基础的行动中），而不在情绪的消长上。事实上，治疗师可能这样说："我很抱歉听到这些。"这会让来访者迷惑但可以开启一个讨论，执着于"好"情绪在功能上和回避"坏"情绪一样是有害的。ACT 治疗的成功指的是在障碍或挑战面前，朝着基于价值的行为前进。

从表面上来看，这个过程可能让人沮丧，因为很明显，如果来访者愿意的话他会向前进，然而他却不断地重新陷入挣扎和逃避。记住愿意是自己和镜子中的自己对话，让来访者持有愿意不是治疗师的工作。你的工作是指出来访者的经验，包括不愿意的成本和对以价值为舵的生活的渴望。愿意是一个选择，是需要个体自己去做的选择。

这就是为什么向来访者打保票通常是没有用的。如果你开始承诺并向来访者保证，"如果你能愿意的话，那么就有好事情发生"，你等同于在说：

> 因为我很强大，我知道你所不知的，我将给你力量，让你相信你的经验还没有让你相信的，也就是说，你这样做的话，好事情就会发生，相信我，这很有用。

这个"我强，你弱"的逻辑很容易削弱来访者。相反，我们假定只要给予恰当的慈悲觉察（compassionate awareness），来访者能足够强大来承担自己的痛苦。生活问我们每一个人：是否能够存在于当下，体验历史的回声，有目的地创造未来？你不能替你的来访者回答"是"，你只能让他们增强自己的力量以作出自己的回答。

正念

想象再平常不过的一天。你起床，完成早晨常规的事情，也许是吃饭，或许喝点咖啡，洗个澡。可能你磨磨蹭蹭，像往常一样迟到，并匆匆忙忙地赶路。你正在做什么？你在想什么？你意识到了什么？想象你开车上学或上班，或走路或乘火车或乘公交。发生了什么？你在想什么？你注意到什么？接着想你的一天，你做了什么？你和谁打交道？你内心经历了什么？

对于我们大多数人而言，我们像有一个自动导航仪指导般自发行动。这是人类的本性，帮助我们适应环境，变得高效。我们对周围和内心发生的事情有很少的知觉，除非有一些特别的事情发生的时候。

当我们像梦游般经历一天时，我们错过了身边发生的生活。房子外边的灌木丛、树木，你看到过无数次，但上一次你真正注意到它们是什么时候？是否注意到树荫、种子、风中摇曳的树叶？你上一次体验到这些是什么时候？还有天空，随日子变换的阴晴和不同的云彩。四周的声音也是不断变换的，即使你以为某种声音被你听到过，而事实上每一次的声音都是新鲜的。

ACT 教导练习正念，或者关注当下的非评判性觉察，是有别于主导生存方式的另一种选择。正念当然不是 ACT 创造出来的，作为宗教传统的分支（不单指佛教，也包括所有其他主要的宗教传统），正念有几千年的历史。在正念减压疗法和辩证行为疗法等疗法中，正念被看作一种心理治疗方法。然而，正念也是 ACT 的基本内容，特别是考虑到正念和 ACT 其他几部分的关联。

为了做到接纳和认知解离，你首先最起码要能够注意并标识出你内心发生着什么。如果你没有觉知到自己的伤心，你怎么能意识到自己喝酒是为了麻痹这份伤心？如果你连自己有什么想法都不清楚，你怎么从"我是个失败者"的想法中解离出来？如果你不能洞察当下发生了什么，生活的每一刻中什么对自己最重要，你如何让自己的价值指导行为？事实上一定程度的正念技术是

ACT 的根基。

来访者觉知自己内心的能力是不同的。作为 ACT 治疗师，你要尽早地检验并开展经验性工作帮助来访者更有效地觉察。治疗师常犯的一个错误是简单地让来访者练习更长时间，然后做经典的闭眼睛练习时，来访者有时会睡着或走神几秒。事实上，你应该尽早介绍正念的核心理念，然后在整个治疗进程中不断进行回顾。

在咨询中，以一个很基础的正念练习开始工作非常有帮助，一般持续 5 分钟，如在不同会谈中做把注意力集中到呼吸上，注意声音，身体扫描等练习。给来访者布置正念的家庭作业也很常见，尤其在治疗的早期阶段。在每次练习之后都看一看来访者能否投入其中，并根据来访者的情况调整练习。

关注呼吸：我希望你找一个舒适的位置坐好。双脚放到地上，眼睛闭上，只是单纯地追随我的声音。首先进行几次深呼吸。看一看是否能把注意力集中到你的呼吸上。你可以把注意力集中到气息进入和离开鼻子的那一点上，或者注意你胸部的一起一伏。接下来几分钟单纯地把注意力集中到呼吸上。当你发现注意力跑到某些想法、情绪或感觉上时，没有关系，轻柔地把注意力拉回到你的呼吸上。

每次会谈以简单的正念练习开始很有帮助（2~3 分钟），可以让来访者和你自己都把注意力投入到治疗中。你可以简单地这样说："在继续我们的会谈之前，先觉察一下现在你坐在椅子上是什么感觉。我将和你一起来做，来看一下你是否能感受到椅子，身体的哪部分开始有感觉，在哪部分感觉开始消失。"你不一定要作出解释，只要说："在我们真正开始会谈之前，我希望确认我们的注意力都在这个房间里。所以请你闭上眼睛，舒服地坐好，把脚放到地上。这只需花 1~2 分钟。"如果来访者害怕闭上眼睛，那么让他 / 她把手放到眼睛上。然后引导来访者进行呼吸，注意气息的进出，注意房间里的声音，注意心跳，注意和地面接触的感觉，注意皮肤的感觉，或感受空气的流动。然后当来访者睁开眼睛，或把手移开后让他 / 她描述下所在房间的样子，从而回到正常状态。

这简短的 2~3 分钟会让接下来的 50 分钟会谈更加有效。聊天会减少，更少的时间会花在"热身"和没有意义地讨论上周的故事上。来访者更驻足于当下从而更真切地出现在你面前。这帮助来访者和你更专注地聚焦到治疗进程及工作目标上。

正念行走是一种非常有用的过渡形式。你可以和你的来访者一起来做。在行走过程中，你可以选择一些事物来聚焦注意力，如风景，然后在练习过程中转移注意力到声音上，最后转移到想法和感受上。在正念行走练习里，你不仅可以练习集中注意力，还可以练习以灵活的方式转移注意力。灵活地运用正念技术是 ACT 追求的目标。这种注意力的灵活性可以运用到辨别回避模式并注意到其他可选择的行动方式上。

闭眼睛练习的一个版本是"整理到箱子里"。首先进行一个初始的呼吸正念练习（参阅前面的例子），然后让来访者注意到升起的想法、情绪和身体感受，不去改变或者执着于它们。来访者把每个体验整理到三个箱子里：想法、情绪、身体感受。

巧妙地开始正念工作并不断提高正念技术，必要时可以布置家庭作业，要经常确认来访者能够跟得上你的工作。你会发现在治疗中经常性地回到基本的练习，帮助来访者注意和标识不同的体验是非常有用的。家庭作业能够加速咨询进程，可以是你自己制作或源自网上的录音材料，这样更容易让家庭练习变得结构化。

自我觉察的观点采择

一种超然的且与他人互动的自我感是生活的另一个维度，这种自我感不受世事变化威胁。

我们提到"你"，指的是你的经验发生的舞台、背景和空间。你承载着你的想法、情绪，但你不是这些想法和情绪。你承载着对身体的知觉，但你不是你的身体。你承载着你的角色，但你不是你的角色，你是超越它们的存在。

这种连续性让你成为承接困难的强有力的空间，一个经典的练习是"观察者练习"。

（让来访者闭上眼睛，引导来访者聚焦于室内，等等）我希望你能回忆起去年夏天发生的事情。当你大脑里出现当时的景象时竖起一根指头。好的，往四周看一看。回忆起当时发生的一切。好的，想起当时的景象……声音……感受……就像你现在做的，看能不能注意到当时你在那里，注意着你看到、感受到、注意到的东西。观察的自我就像在我们的眼睛后面，观察你所有行动、思维和想法的那个自己。看看你是否能辨别出那个在听、在看、在感受的人。注意那个抽离出来在观察所有这些的那个你。那时你在那里，现在你在这里，现在在这里的你，那时却在那里，看看你能否注意到这种本质上的连续性——在深层次上说，在整个人生中，你一直是你。现在我希望你回忆起你青少年时发生的事情。当你头脑里有了那时的景象时就竖起一根手指。好的，看一看四周。想起当时发生的一切。好的，想起当时的景象……声音……感受……慢慢来……当你清楚地看到当时发生的情况时，看能不能注意到当时在你眼睛后面有个你在看、在听，感受到所有的一切。那时你也在那里，看一看是不是这样：觉察你现在的感受、思维的觉察者和觉察当初青少年时的感受、思维的觉察者之间有一种本质上的连续性。在整个人生中，你一直是你。最后回忆起你还是一个小孩子时发生的事情，如六七岁时，头脑里有了那时的景象便竖起一根手指。好的，想起当时的景象……声音……感受……看一看你是否能发现你在那里看着，听着，感受着。注意到你在你眼睛的后面。那时你在那里，现在你在这里。确认一下，从深层次上说，现在在这里的你，那时却在那里。在整个人生中，你一直是你。无论你去过哪里，你都在那里觉察。这就是我说的"观察的我"。你的身体在变，有时它病了，有时又好了。它可能得到了休息又可能变得疲惫，可能强壮或者虚弱。你曾是个小孩，但你的身体在长。你的细胞不断更新，理论上说现在你身上的每个细胞都不是青少年时或去年夏天你身上的细胞了。你的身体感觉来了又走，即使现在听我说话，我们都在变化着。那么，如果所有这些都在变，而你，这个被你称为"你"的人，在你的整个人生中一直存在着。这就一定意味着，尽管你拥有你的身体，但不仅仅是你的身体；你拥有你的情绪，但不仅仅是你的情绪；同时你也不仅仅是你的角色、思维等。这些都是你的"内容"，而你是这些东西得以展现出来的领地、背景、空间。那些你正在与之挣扎和努力改变的东西也不是你。无论人生的"战争"如何进展，你会一直在那里，不变不动。看看你是否能利用这种连续性让自己放下，相信无论经历什么，你一直是你，你不必让这些心理内容作为评判你生活的标准。仅仅注意在所有领域出现的体验，与此同时，注意到你仍然在那里，觉察着你注意到的一切。

在第3章中，我们描述了这一自我觉察是如何从需要观点采择的言语与认知中浮现出来的。这一洞见引出了许多能够用来培养更广阔与更加相互连结的意识感的技术。例如，你可以让来访者从更智慧的未来视角给自己写信，或是回到过去问题首次出现时，看看那时的自己是否能给出一些慈悲或智慧？

价值和承诺

闭上你的眼睛，想象你在自己85岁生日庆典上。人生中所有你遇见的人都奇迹般地出现在那里（即使他们已经去世了）。你看到这些人依次地走上前来代你发言。每个人都恰好表达了你想让他们讲述的关于你的东西。他们都说了些什么?

上面的这个练习是 ACT 中用来发掘核心价值的练习,价值指导着治疗进程。如果不是有什么价值支撑着来访者,来访者为何要强迫自己对痛苦的思想和情感开放,并且努力从根本上改变关联这些思想和情感的方式? ACT 会问这样的问题: "什么是你内心深处真正深深在乎着的? 你是否准备好让你的生活与之相连,并且带着生活中其他的部分一起前行?"

通常来访者会想先把内心梳理好,而让生活暂停。就像一个肥胖的人,他决定在自己瘦下来或者对自己的外观感觉更好之后再去跳舞或去海滩。一个有社交焦虑的人决定在对社交完全无惧时再去交朋友。一个被背叛过的人决定在再也不抑郁且有安全感之后再去约会。从某种程度上说,人们想在玩生活这场游戏之前先在内心赢得这场战争。ACT 让来访者学会挑战现在就开始生活,确认在此刻什么对他们是重要的,并在每天每刻追逐这些重要的东西。一个非常有用的隐喻是"建造一栋房子"。

想象一下,你决定亲手建一栋房子。你画了建筑图,精心挑选了材料,认真设计了装修方案,同时你和家人住在街对面的狭小仓库里。当房子几乎完工,你可以搬进去的时候,你开始想:也许,我还可以再加个阳台,这样在搬进去之前一切就完美啦。当阳台建好的时候,虽然你的家人都迫不及待想离开窄小的仓库搬到房子里去,你又开始盘算要是在入住前再安装个报警系统就更好啦,等等。你一再推迟搬入房子,为的是让房子成为它可能成为的最完美的样子，这样全家将在那里过上绝对幸福和安全的生活。然而有一天，你发现屋顶开始有漏水的迹象，因此你开始修理屋顶。随之管道开始老化，而你又得一切重新来过。你仍然没能搬进房子。房子一直在被改进，而搬家一天天被推迟。你花了比真正在房子里生活更多的时间来准备生活。你想要过什么样的生活？你会选择在仓库里，为房子里的生活做准备还是现在就搬进房子开始里边的生活，享受空间和温暖，即使房子还有它的不完美？

在 ACT 中我们会把价值当作指南针来讨论。我们可能和来访者这样解释：

如果你决定往东边去，你看着指南针并向东移动。你这样做的瞬间，你就是在朝东走了。即使你并没有真正到达东边，但你随时可以检查并调整方向，继续向东进发。

我们甚至会与来访者一起将上述情景演出来，比如一起向东迈一步，然后再迈一步。但要保证来访者有如下的理解：

你在走的过程中可能有既定的目的地（目标），但是目的地不等同于方向。价值方向对于确认"你希望自己正在做什么"有重要的意义。如果你不知道自己正走向哪里，你永远不会到达那里。

举个例子来说，对于"我想做一个有爱的人"，你永远不会一拍手说"好了，我已经完成了"！在你敞开心扉去在意这个事情，对自己作出承诺的那一瞬间，无论原因为何，这是你想要成为的样子，你已经开始了充满爱意的行动，以后路途上的每一步都是行动的延续。这永远不会被做完。无论你做了多少有爱的事情，都会有更多有爱的事情可以去做。这和"我想成为亿万富翁"或"我想拥有一辆宝马"有很大的不同。钱和车子是你能够寻求到的，而一旦你得到了它们，这个愿望就被完成了。

　　然而，人们常常把目标和价值搞混。像金钱和财产表面上看起来像是价值，结果往往以让人空虚为结局。你可以在自己或周边人身上找到这样的例子。一个取得了高学历的人做了很多事情来拿到学历。学历曾经是一个目标。对目标的追求会有一个起点和一个可以完全实现的终点，而这个终点可能就是你想要的。这是价值取向的一部分，但是得到它需要依靠你作出很多的行动。而一旦你得到了它，你就拥有了它，事情就被做完了。学历就是这样的东西，但如果你问一个手拿学历的人："这个东西背后蕴含的价值是什么？"往往对方会沉默很长一段时间。在最终拿到高学历之后，人们可能会发现自己困惑了，因为他们本来有个潜在的预期，如变得更自信或收获某种状态，"人们会赞扬我"或"我会感觉自己很重要"，这就是引发问题的地方，因为他们发现拿到学历之后并不感到比拿到前的自己更聪明、更自信或者自己更重要。从 ACT 视角看，核心价值并非关乎有不同的感受或想法。

　　我们在谈论选择高品质的行动，这些行动此时此地就在发生，并永远不会被终结，它更像是一个行动方向，而不是一个能够被完成的目标。当和来访者共同工作时，我们可能说："我指的是你在生命中最最想呈现的东西。"语言的使用倾向有助于辨别价值。如果使用动词或副词，来访者更有可能是在用符合 ACT 的方式谈论价值，如"做一个有爱的人"，或者"与他人愉快地合作"。如果你听到的是名词，来访者谈论的很可能是目标。值得注意的是，这个过程有被大脑支配变得死板的危险——大脑会强调它们认为价值"应该"是什么。来访者可能把激发生命活力的推力误解为对自己的打击："我没有活出自己的价值，我是多么糟糕的一个人！"你必须引导来访者反思什么对他们是有意义的，与此同时，要留出空间对评价性思维进行解离。

下面的话可以有效地为来访者探索自身价值，营造非评价性氛围：

假设没有人会知道，事情只在你和镜子中的你之间发生，你想成为什么样子？假设没有人会知道，不会有任何喝彩声，没有人会对你的选择作出评判，这里只有你和自己的对话，你真正想在人生中得到什么？

治疗师必须筛掉很多表面的东西，截断回避的去路。然后治疗师可以略微往前推动来访者："这真的是你想要的吗？这就是你愿意为之努力的东西吗？生活中你真正想要的东西就是你不会感到害怕，永远不要悲伤吗？"在这个时候，来访者和治疗师都会意识到那样的目标真的没有任何意义。那只关乎舒适或者解脱痛苦的期待，有非常大的局限性，开始的时候这样的期待让他们走进咨询。再一次想，如果没有人会嘲笑，或者暗地讽刺，来访者可以成为自己想成为的样子，他或她会作出怎样的选择？

　　价值非常重要的一点就是它们是被选择的。选择的议题对大部分来访者来说都比较难理解。演示这点的一个简单的方法就是拿起你办公室里的两样东西，让来访者选择一个。

　　治疗师：如果二选一，你可以拥有其中一个，你会选哪一个？

　　来访者：（选了一个）

　　治疗师：为什么？

　　来访者：我更喜欢这个（或这个好看，尝起来更好吃，等等）。

　　治疗师：我不是问你更喜欢哪一个（或哪一个更好看，更好吃）。我让你作出选择，而不是让你的希望、渴望和喜好作选择。

　　来访者：我不理解。

　　治疗师：有没有这种可能，其中一个更好看、更好吃，但还选择另外一个？

　　来访者：我猜有的。

　　治疗师：这是个自由国度，对不？

　　假如你已经重复了这个练习几遍，一些来访者可能仍无法在这个过程中有进展，不能看到选择时说出"我选择那一个"。如果来访者很纠结，你可以把选择简化，例如把你的双手伸出来说："快，左边还是右边？"你努力让他们看到的是有这种可能性，即只是单纯地作出选择，让大脑自己唠叨原因而不去管它，不认可也不打压。

　　例如，从一个没有死角的地方观察，动物在一个被监控的房间里或者 T 字迷宫中选择左还是右是有原因的。原因可能存在于过去的经验中，但动物自己并不知道它是什么，也不会为此辩解。它只是在行动。人类进化出管理语言的器官，我们叫作大脑。我们和大脑想法融合，以为每件事都必须得到解释、论证，甚至被它决定。这些对于价值为何重要呢？你的大脑有 101 条理由关乎你为什么不可以看重某个东西或必须看重某个东西或为何你永远不会成功实现某价值，等等。进一步说，如果你按照逻辑思考一下，如果价值是你评判事情（你的行为）的准则，那又是什么准则允许你选择这一正确的准则呢？这在逻辑上是行不通的。价值没有正确或错误之分，因为根据定义，价值就是你怎么评价你的行为。价值就是准则。从某种意义上说，价值是超越分析的。

　　如果每件事都必须通过语言完美解释、论证和推断，那么何处是结点？这就像你在一个箱子里，最终只能做你妈妈告诉你的应该做的事情，或者你觉得自己应该做的事情，或者你管好自己的私事而努力去做的事情，或者你为了避免罪恶、痛苦或羞耻而努力去做的一些事情，等等。对于一些有启示感的来访者来说，这会是一个巨大的解脱。举个例子，一个人选了可口可乐而不是七喜，单纯因为他选了它，然后看着大脑不断告诉他理由。这是进行价值工作的起点。

　　价值也是过程取向的。价值体现在行动中，而不在任何特定的结果里。可以通过"徒步旅行"的隐喻来说明此点。

假设你很喜欢徒步旅行。我问你徒步的目标是什么？你说到达山顶。现在想象你为徒步做好了准备，拿上你的装备，整理好背包，计划和你的伴侣或朋友一起，然后到达了旅途的入口。你到那里我就开着直升飞机出现了，接你起来，把你带到山顶。这样是徒步旅行吗？当然不是。徒步旅行不是为了到达山顶或走完环线，而在于中间的过程。

最后一个需要区分的是，情绪并不是行为的好的指引，所以在价值工作中情绪也是没有作用的。如果你选择做一个有爱意的伴侣，但只在感受到伴侣的爱时才有爱意，这会如何？你可能会是一个非常糟糕的伴侣。做对方的伴侣就意味着当事情不那么让人高兴，爱的情绪被阻塞的时候，你要出现在对方面前。因此，把价值和好的情绪区分开很重要。

有时很难跟从价值，部分是因为它与生活中感受到的痛苦相联系。从定义上说，你更可能在在意的东西上受伤害。如果你很爱你的伴侣，你伴侣的不忠或不支持就会伤到你。融入有活力的生活要求你对伤害的可能性保持开放。这就像硬币的两面。你最在乎的领域也是你最容易受伤的地方。往往当你朝着自己的价值迈进时，痛苦也会迎面扑来。你的逻辑大脑会告诉你："往那个方向走，你是自讨苦吃。我会保护你，保护你的方法就是不让你往那个方向去。"

例如，如果向深层次发掘，99%的人都想做一个与他人产生联结的人。他们想进入一段亲密关系，因为这就是人类组织起来的方式。但如果问一个有足够生活经验的人关于背叛和失望，他们会知道对人关爱可能带来伤害，因为别人曾让他们失望，或者其他人严重地背叛了他。如果你发现了这一点，你可以这样问："好的，那么，你打算做什么？你的大脑告诉你做什么？"我们的大脑告诉我们这样的事情："我要做的是再也不那样脆弱了，再也不要与人那样亲密了，再也不要敞开我的心扉了。"在某种程度上说，这是在创造并助长痛苦到一个更严重的水平。一个人真正在意的东西被打上了封条。

接纳和解离教会人如何带着由于"在意"而产生脆弱和失望的痛苦前进。价值工作是在确认一个人真正在意什么。价值不是预期，价值不是评价。我们不会这样问来访者问题："你曾是一个好男孩吗？"我们不让其去假设自己能不能做到，而是要触及来访者的内心："如果你能成为任何你想成为的样子，你会是什么样？"

ACT 中有句俗语：在你的痛苦中，发现自己的价值，而在你的价值里，发现你的痛苦。你可以通过山姆的例子看到这个工作过程。山姆正在处理母亲死亡的议题。在探索痛苦的记忆、感激、丧失以及其他的反应之后，他开始自然地发掘自身价值。

山姆：我如行尸走肉般存在着。很多情感聚集在我体内，但我就是不能把它们释放出来。有很多事情我居然再也不做了。

治疗师：给我举个例子，比如你放弃了做什么事情？

山姆：放弃了弹吉他。我玩古典和爵士吉他，弹得很好，非常棒。然而我却放弃了。我爱音乐，爱它向我和他人娓娓道来的东西。我爱音乐的创造力，但我再也不弹了。

治疗师：如果你去弹的话，会发生什么？花一些时间想象一下你弹吉他的景象，看看你是否能感觉到发生了什么。

山姆：我就是感觉不到有再去弹的热情了。再加上我的吉他老师在母亲去世差不多的时间也去世了。走得很快。我甚至没能跟他道个别。他训练了我9年，而突然有一天他去世了。

治疗师：让我们在这个地方慢一点。你是不是发现在最贴近心脏的地方有痛苦存在，而这儿正是你可以有创造力，做你自己，创造美的地方。我是不是把我的想法强加给你了？

山姆：没有，就是你说的这样。（出现泪水）好像我再也不能做我自己了。

治疗师：慢慢说。这值得你好好留意一下。

山姆：我母亲死后情况变得更糟了。过去她常常躲在我门外听我练习弹奏。有时我一演奏完，掌声就会传过来。那时我觉得那样很傻同时又很温馨。她爱音乐，也爱我。

治疗师：这真的很温馨。山姆，你是一个年轻人。你知道，我们从小受到的教育是通过长大，通过融入文化，通过大脑来处理情绪，但其实这些都是不必要的。有时触碰痛苦很困难，大脑想保护你，告诉你不要去触碰痛苦。让我们尝试下像手捧一个易碎的东西那样去拥抱痛苦。你说到不再有激情去弹吉他，而我也看到当你说到弹吉他的快乐和做你自己、有创造力的时候，你流了眼泪，这不只是伤心的眼泪。

山姆：我喜欢演奏，喜欢创作，这就像把我自己打开了。但这也让我害怕。就像有个堤坝在那里，如果我打开了，情绪的洪水就会淹没我。

治疗师：是的，如果你一直花时间抵挡某些事情的话是这样。但我现在想触碰的是别的可能性。生活不只要求你对痛苦开放，还可以对目标、意义、生机开放。这就是活着。如果你对这些开放，的确你失去老师的痛苦会回来，是的，你失去母亲的痛苦会回来，但同时音乐也会回来，创作也会回来，做你自己也会回来，生活会回来。

山姆：很有意思，我对那些虚伪的，只按照社会要求做事情的人感到气愤。

治疗师：是，我了解。

山姆：但至今我仍然在伪装，不去做让我真正成为自己的事情。我是个伪君子。

治疗师：那么，谢谢你大脑的这番严厉斥责。你知道，大脑是具有评判性功能的，它会在任何一个角度反复攻击你，但似乎你已经在这儿触碰到一些重要的东西。这不是沉溺在无休止的悲伤中不可自拔，而是给你一个空间做你自己。这就是为什么回避是有害的。它告诉你不能做自己。

山姆：我明白，那是一连串的影响。

治疗师：没错。但这很酷，真的很酷。我们已经触碰到非常核心的东西了。我们触碰到你想要的东西。比如，这有一架钢琴，如果你走过去坐下来弹奏钢琴，什么会回来？丧失、痛苦、记忆，还有音乐、创造力以及做你自己。同样，如果我们让大脑做它的事，你做你的事又会怎样。这到底是谁的生活？

　　山姆：我已经一点点把生活舍弃了，这让我麻木，我不得不一点点死去。这样不值得。

　　如果你能让一位来访者触碰核心价值并让价值发声，你已经让治疗发生了改变，因为一旦看到核心价值后想从其旁边溜开就不容易了。你会看到来访者会在什么重要、什么不重要上绕圈子，好像有秘密在这之中。人们学会了不把想要的大声说出来，因为其他人可能会伤害他们，会嘲笑他们，因为哪怕是把希望说出口都让他们感到容易受伤。

　　另一个陷阱是"是的，但是……"当你问来访者你想成为什么样子时，你得到的答案可能是："我想要一个好的关系，但我妈妈从来不回我电话。"等一下，这是作为治疗师的你需要插话进来的时候：

　　这与她无关，这关乎你自己。如果你想要成为那个样子，那么就去做，按照你希望的行为方式去行动。其余的都在你的控制之外。生活中有很多时候我们没有机会充分展示与价值相关的行为，但这并不意味着你在乎的价值不在了。无论结果怎样，追随价值能够使你的生活有尊严且充满人性化。

　　治疗新手的一个担忧是如果来访者选择的价值自己不认同怎么办？例如，来访者可能说："我想要更多的性和金钱。"的确有人这样回答，这时你要做的是了解"性和金钱"背后的东西以及做一个追求这些东西的人是什么样的？这无外乎以某种方式或不以某种方式感受：拒绝、欣赏，避免自我怀疑或消极情绪。当你触碰到更核心点的东西时，你会看到一个人内心涌动着但难以表达出来的情绪反应。你会看到一种生命的活力。你会看到一个人不再那么自我防御而是对引向不同道路的行为方式更加开放。大多数人会提到爱、接纳、奉献、参与、支持别人。你会看到在你面前的这个人和你多么相似，只是他们一直在逃避自己在乎的东西以避免被伤害。你可以告诉他们：

> 你能按照想成为的样子去行动，就像当你把身体转向东方的那一瞬间，你已经向东方开进了。在你转身和面对历史的一瞬，你喋喋不休的大脑努力阻止你成为自己，脆弱性也随着"在乎"而来，当你承认自己在乎，这时你已经为治疗，为你的生活创造了一条全然不同的道路。

在这个时刻，你希望来访者能够主动投入到生活中去。这属于ACT模型的承诺部分。这和行为激活类似，但是在接纳、正念、解离和价值澄清的语境下进行的。几乎所有能帮助来访者投入到与价值一致的行为中去的方法都符合这部分的工作。目标设定，作出小的承诺，觉察助长痛苦的行为模式，主动迈出此种模式并做些不同的事情，这些是非常重要的。

追随价值去行动需要勇气，需要胆量。治疗师可能要求：

如果今天你要大胆地生活，你会做什么？如果没什么是不可以的，如果你不介意结果，或别人会不会有不同意见，或这样会不会感觉不好……你将会做什么？

作为一个治疗师，你可以每次会谈都花一部分时间来单独做行为承诺，然后讨论来访者践行这些行动承诺过程中遇到的困难。

ACT 治疗师也和来访者一起做承诺行动。我们都可以活得有胆量一些。我们都可以让生活的某些领域不受限或者时不时地让阳光照进去。试试让自己暴露在你挣扎的领域，和你的来访者站在一起，告诉他，"这对我来说很难……我打算这一周我将……"，这会很感人，并使治疗过程人性化。再一次，同 ACT 其他部分一样，你在自己的生活中践行 ACT 的能力将影响来访者做相同事情的能力。

创造包罗万象的隐喻

在 ACT 的整个过程引入练习和隐喻对组织咨询工作有帮助。这在山姆的案例中有所体现，在他意识到逃避痛苦让他过上不忠于自己的生活之后，进行了这项工作。

治疗师：就像小时候我们玩的跟屁虫游戏。想象你自己是游戏中的主人。有很多东西在你身后跟着。你对母亲去世的伤心，老师去世的丧失感，对自己是伪君子的评价，这些都跟随着你。如果你真的不想让它们说话或不让它们跟着你，你必须停下前进的脚步，转过身，让它们住嘴或离开。

山姆：这个比喻很好，就是这样。

治疗师：但对你而言重要的是不仅是做社会告诉你做的事情，还有做真正的自己。

山姆：是的，这对我很重要。

治疗师：这就是要做的事情。这些跟屁虫是你的记忆、痛苦和想法。而不是别人，不是文化的，不是社会的。这是你的。这是你生活的一部分。你能接受所有这些东西跟在你身后吗？

山姆：所以你是在说我不要对这些东西的存在感到不适？

治疗师：在某种程度上是这样。这意味着聚集力量。当你努力赶走跟随者，或忽视它们，或仅仅假装它们不存在，或者按跟随者的话去行动，你有没有收获你的力量？

山姆：没有，恰恰相反。

治疗师：当你让它们跟着你，当你从它们身上学习到一些东西，而仍把目光和心投向你想去的地方，这是种什么感觉？

山姆：强大。

治疗师：那么，获取你的力量。但重点在于你行动上的舒心，而不是情绪上的。哪怕主人在那里喊"我讨厌所有这些跟屁虫"，但他仍拥有行动的力量。

山姆：是的，是的，我想我明白你的意思。

治疗师：这就像生活问你一个问题："你真的可以做自己吗？"你能否做你真正在意的事情，即使带着过去的经历？如果你能回答："可以！跟屁虫们，我们在行军途中！"那么你能够强有力地去过想要的生活了。

山姆：是的，这是我将要做的事情。我需要更多地学习如何做到，但我一定会这样做。

莎拉的案例

在本章前面的内容中，我们承诺会再来看看莎拉的例子，看看进展如何。

治疗师：好的，但现在有一个奇怪的想法："我不能发怒因为我不应该有这样的感受。"可不可以这样说，你在用与渴望的互动关系相反的方式对待自己。当自己不被别人关注时，会感到受伤。那么当你的情绪不被关注，得不到表达的空间时，是不是你对自己做了同样的事情？

莎拉：请再说一遍，我不太理解。

治疗师：我现在问你的是，对你来说是否可以接受你的情绪和想法本来的面目，而不是要求它们必须是某种样子。

莎拉：我能够接受自己和自己的感受吗？这对我来说很难。当我说这些的时候我就能意识到这点。我总是评判自己，觉得自己应该这样或应该那样，就像她对我做的一样！（笑）我讨厌这样的生活。

治疗师：（笑）是的。但如果深窥痛苦，你会发现它有时会教你一些东西。痛苦是不是教会了你一些关于你所渴望的事情？你渴望从母亲那里得到的，以及你渴望的……

莎拉：为我自己，是的，为了我自己。

治疗师：所以当别人以不在意你的方式和你交往，这很伤人。你对此感到愤怒。如果你忽视这点，这表明你在乎什么？我换种说法，当你不被在意时，你为了避免被伤害，你不得不去在乎什么？

莎拉：我在乎被在意。我希望自己坦诚。我想做一个真实的人。我想被了解。

治疗师：但你一直在怎么做？

莎拉：当我愤怒的时候，我按照"应该"行事。你不应该愤怒。你为什么那样做？这对她不公平。但接下来我想做的事就是挂上电话。

在这个阶段愈发清晰的是莎拉的人际关系价值观基本与心理灵活性模型一致。她想要的人际关系是接纳的、主动的、以价值为基础的、觉察的、关注的以及非评判的。但是她却以完全相反的方式对待自己。这种违背价值的感受提升了接纳、解离、正念觉知以及聚焦于促进新活力的治疗努力的重要性。该案例以很积极的话概括：

治疗师：我的建议更像是一条路，你可以通过对自己更接纳与正念一直走下去。关于你自己，你想说……

莎拉：我想从她那儿得到。

治疗师：你想从她那儿得到。

莎拉：啊！接纳我自己。好的，我理解了。这就是我想从她那儿得到的，但我自己没有这样去做。我需要练习这样做。到现在为止我所做的都是在逃跑。

治疗师：是的。但我想我已经看到了这一点，并且这样做的代价是很有用的。这开启了新的选择。

莎拉：是的，的确是。你真的让我对未来可以踏上的旅程充满希望。我一直祈祷上帝。你给了我希望。

ACT 和文化胜任力：把心理灵活性作为目标锚点

数据显示以文化知识为基础改良干预方法在实践上非常有帮助（Sue，Zane，Nagayama Hall，& Berger，2009），但这方面的实证进程是相当缓慢的。挑战之一是单纯的文化知识本身并不足以保证实践进程。文化的确可能会增进成员心理非健康进程，比如文化对经验回避的弘扬（Hayes，Strosahl，& Wilson）是一个很好的例子。那么如何改良 ACT 以提升文化胜任力？

ACT 背后的 CBS 发展策略（Hayes，et al.，in press；Vilardaga et al.，2009）提示这个方法：把文化知识和心理灵活性模型过程相关联。在某种程度上这些概念以行为主义原则为基础，为文化改良工作提供了有针对性的目标锚点。

可以想一想强化（reinforcement）的概念，从而更好地理解目标锚点（targeted anchor）的含义。强化原则在文化中非常普遍，当然文化决定了什么东西的功能对个体来说可以是强化物。对强化物的了解为文化改良研究提供了目标（因为随文化群体不同，强化物发生改变），但同时也把文化知识融汇到与学习过程相关的更广泛的文献中（因为强化是一个广泛的行为过程）。

因为心理灵活性依托于语境和学习理论，这为文化改良提供了很好的目标（Hayes，Muto，& Masuda，2011）。例如价值工作要通过关注来访者的偏好来完善以适应不同文化。由于情绪的社会构建不同，不同文化下的回避线索也不同。在非自我中心的文化中，个体对自我觉察的观点采择评估可能需要包含集体性的直证关系。（如我们、他们，而不只是我、你；见 Yagayama-Hall，Hong，Zane，& Meyer，2011）。像海斯，斯特尔萨拉（Strosahl）和威尔逊（Wilson）在 2011 年指出的：

如果文化知识可以与基于原则的过程相联系，那么文化适应的工作可以以功能性分析为基础，而不是依靠文化本身的表面特征。似乎没有什么理由证明循证的文化适应不能从根本上融入到 ACT 模型中。（p.234）

这种目标锚点的文化改良方法需要经过一步步检验。但是因为心理灵活性和行为主义基本原则的关系还在研究探讨中，我们不能假设说经验性回避具有跨文化的有害性。心理灵活性可能不会像一些更基本的概念如强化那样发挥锚定的作用。为探寻这些问题，ACT 研究者已经开始研究心理灵活性的跨文化关联。例如因为亚洲文化强调接纳和正念，那么心理灵活性对亚洲人心理健康

的预测性和对其他文化群体是否是一样的？目前数据是支持性的
（Cook，Hayes，2010；Masuda，Wendell，Chou，& Feinstein，
2010）。

结论

ACT 全模型背后最根本的问题是：假如区分了你和你所挣扎
的对象（自我觉察的观点采择），你愿意全然拥有这些，而不去防
御（接纳）吗？能够如其所是，而不被它所说的迷惑（认识解离）吗？
能够做那些（承诺行动）以价值为导向的事情（价值）吗？能活在
此时此景中（关注当下）吗？对于莎拉来说，当更多的解离和接纳
带来更多价值澄清的时候，她更频繁地回答："是的。"我们说"更
频繁地"是因为每天生活问这个问题好多遍。作为一名治疗师，你
的工作是要帮你的来访者看到可能性并更多地说："是的。"同样，
你永远无法"完成"价值，因为心理灵活性是永远不会被完成或得
到的。对于成长来说，挑战和机会同在。

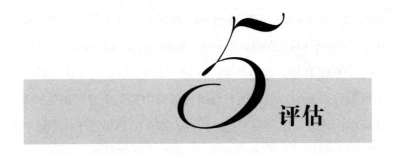

5 评估

CHAPTER FIVE

　　面对快速涌现的诸多研究文献，本书很难在此对其进行一次综合评述。语境行为科学协会（the Association for Contextual Behavioral Science，ACBS）的网站上刊载着大量接纳承诺疗法、关系框架理论和心理灵活性的实证论文，同时，以语境行为科学研究项目为内容的综合论著也正不断被撰写问世，例如，心理灵活性（Chawla & Ostafin，2007；Hayes, Luoma, Bond, Masuda, & Lillis，2006；Kashdan & Rottenberg，2010）和 ACT 研究结果（Hayes et al.，2006；Ost，2008；Powers, Vording, & Emmelkarp，2009；Pull，2009；Ruiz，2010）等。任何一篇综述都会很快过时，因为仅仅几周光景，就可能有与研究项目中的某个方面相关的重要新证据出现，这已司空见惯。因此，本章的目标在于揭示已有数据的普遍特征，从广泛角度介绍 ACT 循证的最新优势和劣势是什么。

　　为如实呈现，又不至陷入细节，我们将直接阐述观点，而不再列出证明材料。例如，如果提及了 ACT 的 50 多组随机对照试验，我们不会引用所有的研究素材。因为在可引用参考文献的 ACBS 网站或者用一个好的搜索引擎，均可在需要时对论述迅速作出评估。但是，我们将给出众多领域中那些特别的和被引用的例证，以使目前文献的结果模式更具独特性。

心理灵活性是否能够帮助解释精神病理学？

关于心理灵活性和经验性回避的文献很多并且结果一致。心理灵活性及其各种要素与精神病理学的大部分形式呈负相关，相关系数一般在 −0.35 到 −0.55（Chawla & Ostafin，2007；Hayes et al.，2006；Kashdan & Rottenberg，2010）。这不仅仅是一个相关性发现：心理灵活性能够纵向预测精神病理学。比如，暴露在创伤事件的后遗症能够被心理灵活性和经验性回避的基线水平所预测。波卢斯尼等人（Polusny et al.，2011）做了一项此类研究，结果显示，父母的经验性回避水平能够纵向预测孩子暴露在创伤下的调节能力。心理灵活性还可协调其他的应对和调节策略如压抑或者认知评估，横向而持久（Kashdan，Barrios，Forsyth，& Steger，2006）。

ACT 是一种循证疗法吗？

这个问题的标准在全世界因地而异，研究者们通常对此各存己见。在美国，如果聚焦于客观的、基于同行评议的程序，则答案为"是"。ACT 被美国心理学会第 12 分会（临床心理学协会）列入循证疗法之列，应用于抑郁和慢性疼痛领域；同时，也被美国物质滥用和精神健康服务管理局（Substance Abuse and Mental Health Services Administration，SAMHSA）列入国家注册循证程序与实践名单里，其研究应用在精神病、职场压力及强迫症等领域。所列之循证支撑水平虽有不同，但在许多领域已很显强大。ACT 被视为循证方法而应用的领域将会扩大，因为多重对照研究目前正在诸多其他领域中，如吸烟和物质滥用、焦虑的多个领域和行为医学的众多领域中应用。应该提到的是，美国心理学会第 12 分会和 SAMHSA 标准曾被指出缺少对变化证据的理论和过程的强调（David & Montgomery，2011）。而语境行为科学（CBS）方法则关照到了这些。因此，被列入上述名单仅是 ACT 社群能够提供循证支撑的一个佐证。

对于 ACT 文献的元分析表明，所有现存研究的组间效应为 0.65 左右，这意味着，在面对大量多种对照组时，无论是未接受治疗的还是所有临床表现范围内的当前黄金校准对照组，ACT 与之相比，均显示出中等甚至更高的效应（随后会有更多细节的比较；Hayes et al.，2006；Ost，2008；Powers et al.，2009；Pull，2009；Ruiz，2010）。长达一年半的追踪中效果未见明显的衰退（如，Westin et al.，2011），追踪的实际结果普遍比治疗后的结果稍微大一些（Hayes，Wilson，et al.，2004）。

ACT 是跨诊断取向的疗法吗？

有证据表明，答案在这里同样是肯定的。也许，ACT 的实证文献最重要的特征即是其广度。现存RCT（随机对照试验）或其他类型的对照研究（例如，多重基线设计）涉及如下心理健康的领域，包括：强迫症、广泛性焦虑障碍、惊恐障碍、抑郁症、多种物质的滥用、精神病性障碍、边缘型人格障碍、拔毛发癖、大麻依赖、皮肤搔抓症和进食障碍等。在如下的行为医学和身体健康领域，也有类似研究，包括：慢性疼痛、吸烟、糖尿病管理、癌症干预、癫痫、急性颈部扭伤相关病症、小儿慢性疼痛、体重保持、运动、工作压力和耳鸣干预等。

在日常生活的其他领域也有这类对照研究：如戒毒者对戒毒复发的羞耻感、种族偏见、对存在精神健康问题群体的偏见、体重保持的自我污名、对男同性恋和女同性恋的自我污名、对从物质滥用中恢复的自我污名、棋类竞赛、提高员工绩效、观看有问题的色情文学的人，采取循证的药物疗法的临床医生和除了ACT外使用其他心理治疗方法的培训临床医生。

在本书撰写之时，有超过50种RCT已经发布或者正在发表，而且每个月都会出现一篇类似的新研究。回顾这项工作如火如荼开启之初的2000年，便拥有一个涉猎极宽并长到惊人的目录单。其方案各异——通常是使用的行为方法不同——但是对其自身来说，都是模型的一部分。也许更让人震惊的是，考虑到这些主题所涉及的范围，这些方案有多少是重叠的。

ACT 是否比其他循证疗法更加有效？

ACT 是否在效果上超越其他循证疗法是有争议的。鲍尔斯
（Powers）等人在 2009 年得出的结论是否定的，至少到目前为止
是如此。但是在对那篇文章的回应中，我们指出了其结论源自一些
错误和有争议的观点，例如，将严格操作的循证药物疗法归类为一
般疗法而非有效疗法（Levin & Hayes，2009）。但我们承认，该领
域的文献尚显稚嫩，且尚需大量工作。目前，较为贴切的说法是，
ACT 相较于未进行治疗或常规治疗，效果要好。如果更广泛地考虑，
ACT 的效果至少与其他循证实践的效果持平。

ACT 是否比其他形式的认知行为疗法更为有效？

ACT 的疗效与其他形式的认知行为疗法（CBT）相比——这
是前面所回答问题中的一个子问题——答案多种多样。一些研究
表明，ACT 比 CBT 更加有效，一小部分研究得到相反的结果。我
们还没有准备得出一个结论，到目前为止，一般地广泛考虑时，研
究显示 ACT 至少是与其他形式的 CBT 效果一样的；当对不同小组
进行测试时，ACT 或多或少比传统 CBT 更好；在大多数情况下，
它是通过改变特征性的过程而起作用，而不是从其他模型中得到的。

是否存在没有其他疗法有效的 ACT 案例?

答案是肯定的。例如,泽特尔(Zettle,2003)在关于数学焦虑的研究中发现,系统脱敏疗法在焦虑特征评估中比 ACT 更好(在数学焦虑的结果中也是一样的)。随后在关于检测焦虑的研究中(Brown et al.,2011)也发现,ACT 和传统的 CBT 都得到了相同结果,但是在那个研究中,当对实际测试表现和分数进行检验时,ACT 却显著优于传统 CBT 治疗(在泽特尔的研究中并没有对客观表现进行评定)。在不断涌现出的大量新的研究成果中,有小部分出现了负性的结果,所以我们必须关注。对呈现负性结果的研究量太小,不够探究出一个共性模式。但是也有迹象表明,ACT 在大多数慢性、严重和多问题案例的治疗上更加有效。尝试如何将其应用在较少问题、预防等类似方面的工作正在进行中。这可能是因为它所提出的议题(例如,自我意识、情感作用、生活目标等)对于治疗更小的问题来说太重要了,至少在没有额外的治疗发展的情况下是如此。

ACT 是否按照其假定的程序而起作用?

有力证据表明这个问题的答案是肯定的,但更多工作尚待完成。目前,已经有超过 30 篇 ACT 领域的中介研究。在几乎所有 ACT

治疗过程的研究中,治疗后或治疗中的过程变量(经验性回避、消退、心理灵活性、价值观)中介了组间随访结果的差异,可以解释大约一半的结果差异(Hayes, Levin, Vilardage, & Yadavaia, 2008)。我们对此抱以开放的态度,因为在大多数的研究中,当测量中介作用时,结果早已发生变化。因此我们需要谨慎提出许多方法学问题。但是,有些 ACT 研究在结果被改变之前就已对中介作用进行了测量,并且结果似乎成立,这表明中介结果可能并不是同时测量的产物。最值得注意的是这一发现的一致性,尤其是考虑到广泛的比较条件、广泛的主题领域和结果测量,以及较少的假定程序被当作中介变量进行测量。同样值得注意的是,当可能的中介变量从认知理论或者其他视角抽取出来的时候,它们一般不能像解释 ACT 结果那样起同样的作用。对 ACT 早期研究的再次分析为此提供了一个例证(Zettle & Rains, 1989)。在原始研究中,ACT 与认知疗法(Cognitive Therapy, CT)和去掉了抽离(distancing)的变形的认知疗法进行比较(此举之依据是,假如 ACT 仅仅是抽离,则变形的认知疗法应该会比完整程序的效果差许多)。事实上,变形的认知疗法效果更好。这使得 ACT 与 CT 的比较变得令人困惑,所以,泽特尔,润斯(Rains)和海斯于 2011 年使用现代治疗意向分析法重新分析在两种正常条件下 ACT 和 CT 的差异(即,分析包括所有的被试,甚至是脱落的被试)。ACT 在自我报告的抑郁水平上有更显著的降低。认知解离的治疗后水平在后续治疗中起到了调节作用。但是消极想法或动能失调态度的治疗后水平未影响到结果,表明基于 ACT 的假定过程能更好地解释这个结果。

ACT 的成分是否有效?

在已经发表了的 40 多篇关于 ACT 成分的研究中，大约十二篇是关于应用治疗方面的研究，其余的是关于实验室状态下的疼痛耐受力或类似项目和人群的研究。六个核心内容都有研究涉及。经一项元分析发现（Levin，Hildebrandt，Lillis，& Hayes，2012），ACT相关的治疗成分不管是以独立形式还是组合形式均有帮助，与不强调行动的干预条件相比，观察到接纳、解离、觉察当下、混合正念成分、价值、附加的正念成分的干预有显著的正性的效果。理论性的特定结果、理论上明确的干预措施之间的差异，以及包含经验方法的干预（例如，隐喻、练习）而非仅仅的理论依据干预的措施都有更大的效应。但是，考虑到只有少数的研究是在真正临床患者中进行的，这些证据只能被视作支持性证据而非决定性证据。

ACT 过程能否被关系框架理论解释?

我们认为 ACT 过程可由 RFT 来解释，但是 RFT 本是用来解释人类语言和高级认知的，而非仅仅解释 ACT。这就是说，ACT的研究发展与早期的 RFT 是相互交织的，正如我们在第二章中谈到的。发展既不是由下而上，也不是由上而下的——它是呈网状的，ACT 的视角帮助指导 RFT，RFT 的视角也帮助指导了 ACT。ACT 聚焦于功能性语境而不是认知的关系性语境，这是 RFT 的主要视角。相反地，RFT 实验研究成功地模拟了想法的抑制是通过认知网络不断扩张的（Hooper，Saunders，& McHugh，2010），为其作为应对策略的危险提供了实验证据。迅速发展的 RFT 对基于自我觉察的观点采择的直证关系的研究（如，McHugh，Barnes-Holmes，& Barner-Holems，2004）已经导致了一个新的评估方法，并且尤其强调 ACT 中接纳和慈悲之间的互相关联。我们期待这种网状的相互影响继续发展。

ACT 及其基础理论是否有神经生物学数据？

ACT 神经生物学领域已存有一些数据，并将不断有新的数据出现。弗莱彻（Fletcher），怒多弗（Schoendorf）和海斯在 2010 年发表了一篇与神经生物领域证据广泛相关的综述。迄今为止，这些数据也是支持性的。例如，当回避情感激活事件出现时，高经验性回避的被试倾向于表现出更多的大脑活动的偏侧性（Cochrane，Barnes-Holmes，Barnes-Holmes，Sterart，& Luciano，2007），这一结果表明，经验性回避被言语规则所控制，正如心理灵活性模型所揭示的那样。

ACT 能对各种各样的人群都有帮助吗?

种族和民族多样性

ACT 模型研究是在全世界范围内进行的，而非仅仅在美国和欧洲。ACT 对东亚人在诸如疼痛治疗（Takahashi，Muto，Tada，& Sugiyama，2002）和工作绩效提升（Kishita & Shimada，2011）等方面的帮助众所周知。近期一项随机实验结果表明，ACT 能帮助预防和改善在美国的日本留学生的精神健康问题（Muto，Hayes，& Jeffcoat，2011）。一个在印度进行的 RCT 表明，ACT 有助于药物难治性癫痫群体（Lundgren，Dahl，Yardi，& Melin，2008）；对非洲南部有癫痫疾病的贫困黑人患者的相似研究也得到了同样的效果（Lundgren，Dahl，Melin，& Kees，2006）。在美国，在对具有良好代表性的各种各样少数民族人群的研究中，包括亚裔（如，Gregg，Callaghan，Hayes，& Clenn-Lawson，2007；Masuda，Muto，Hayes，& Lillis，2008；Muto et al.，2011）和非裔美国人（Gaudiano & Herbert，2006），均取得好的结果。

年龄

ACT 已经被证明对儿童、青少年（例如，Wicksell，Melin，Lekander，& Olsson，2009；Wicksell，Melin，& Olsson，2007）以及老年人（Wetherell et al.，2011）和成年人均一样有用。

认知能力

ACT 适用于各类认知缺陷的人群，包括慢性精神疾病（Bach & Hayes，2002；Gaudiano & Herbert，2006）、发育障碍（Pankey，2008），以及有脑外伤的患者（Sylvester，2011）。

缓解偏见、污名和自我污名

ACT 通过创造出更大的心理灵活性来处理对他人的偏见性思维及增进人际价值，从而有助于减少偏见及偏见的内化。ACT 能够减少对少数民族的偏见（Lillis & Hayes，2007），减少对戒毒人群的偏见（Hayes，Bissert，et al.，2004），以及对存在心理健康问题人群的偏见（Masuda，Hayes，et al.，2007）。

ACT 还能减少过胖人群（Lillis et al.，2009）、戒毒人群（Luoma，Kohlenberg，Hayes，& Fletcher，in press）、男同性恋和女同性恋者（Yadavaia & Hayes，in press）的自我污名和羞耻感。

总结

在近来被 ACT 社群推崇的一篇进展方法的综述中，海斯、莱文（Levin）等人总结道："语境行为科学方法是一致的、合理的和与众不同的，并且它已经有足够多的研究成果为自己提供证据。"我们已经提供了一篇与ACT相关的这个方法重要领域的文献综述。迄今为止，实证证据支持 ACT 及其发展的策略。

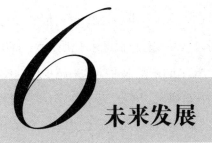

未来发展

CHAPTER SIX

接纳承诺疗法不是一项技术，它是基于应用性基础性模型的一种全面干预方式，一种知识发展方法，也是一种科学的基本哲学。ACT 是为了便于在心理灵活性模型上发展和应用干预而命名的。

致力于发展 ACT 的语境行为科学协会（ACBS）已经被设计成将心理灵活性的过程扩展到社群本身。由于开放、非等级和以价值为基础，这个社群将社群多样性的心理灵活性应用到 ACT 的发展本身，从而成长得很迅速（正如第二章中所描述的那样）。其结果是，ACT 的未来很可能越来越少地仰仗其创始人，而将越来越多地由社群决定。因此，尽管在这章我们讨论 ACT 可能的发展方向，但我们的重点将放在 ACT 流程和 ACT 社群所预示的可能的未来发展上。

个人授权和社群管理

在 ACT 工作坊结束的时候，参与者常常会问他们如何才能成为 ACT 治疗师或者何时他们就可以自称 ACT 治疗师了。ACT 社群对这个问题有一个奇怪的回复，那就是：与 ACT 本身保持联系。他们似乎达成了共识：当他们在治疗过程中让他们的来访者创造出更多的开放、觉察和承诺行动之时；当他们自己能够对如何将 ACT 做得更好的新知识保持开放之时；当他们采取行动对实践的发展保持觉察之时；以及当他们对如何做得更好积极投入时，他们就可以自由地称呼自己为 ACT 治疗师了。换言之，ACT 治疗师是由他们的兴趣，或者他们的意向和承诺本身所定义的。

临床医生通过培训的机会和获得开发的工具来提升技术。举个例子，为方便学习，书籍和录像带均针对特定的心理灵活性方法，逐一编辑呈现（如：Hayes，2007；Luoma，Hayes，& Walser，2007），ACBS 网站上也将 ACT 的应用方向编目，可以根据目录查找相应的技能进行学习掌握（ACBS，n.d；Strosahl，Hayes，& Wilson，2004）。对依从性和能力的测量方法按功能进行设计，而非基于呈现形式，这样便可在众多不同设置中使用（Plumb & Vilardaga，2010），而且目前正在努力将一致性系统训练计算机化，这样临床医生自己就能跟专家一样自行确认他们的应用能力。诸如此类的学习工具不断地由社群自身开发出来，而且其中的大部分都可以在 ACBS 网站上免费获取。所有这些的目标都是为了给决心踏上 ACT 之路的练习者提供确保技能不断提升的方式，而不是为高高在上的创始人划分等级，宣称谁行谁不行。

这与常规的循证的方法有很大不同，它们通常会给成功完成了由创始人开展或认可的训练项目的人颁发资格证书。如果该疗法未经变革或不需变革，这种传统的分级方式便会一直沿用下去。将证书与等级相挂钩所带来的问题在于导致技术僵化，且有弱化创始人和早期采纳者的责任的趋势。如果新的想法和新的进展出现了，它们应当何时被列入必修清单，以及谁可以做这个决定呢？一般认为应该是由创始人做决定，也许与那些由创始人颁发资格证的人一起，但这样产生的等级很容易变质。如果创始人不喜欢或不理解新的方法，就不可能被吸纳，即使它们非常有用。这也可以解释为什么对于循证的疗法，当成分分析发现某些部分并不符合假设模型时（如，Longmore & Worrell，2007）仍然很难舍弃它们。相反地，当创始人有新的想法时，那些想法常常很快就被列入清单并被大肆宣传，而且常常在有明晰的实证结果之前早早就被纳入整套方法之中。随着等级滋生，金钱横流，科学成了它们的掩饰——但是这样的体系无法在共同社群下促进科学快速发展，只有像 ACT 社群采用不同疗法来实现。

ACT 培训师在成为培训师之前要经过系统的同行评审的过程，就像申请基金一样，这个过程由 ACBS 内部的培训师自行控制，没有金钱交易。需要强调的是，成为 ACT 培训师不必由 ACBS 认证。当同行都认为这个培训师技能娴熟时，其仍然不会被认可，除非他或者她签署一份主要由 ACT 培训社群设计而成的价值协议。培训师同意他们不会将他们的训练据为己有，会将文本免费公开或仅收取很低的价格，他们自己也不会为治疗师开发资格认证项目。

这样带来的一大影响就是年轻人可以迅速进入提升过程，不需要在进门之前先核查自己的想法或有益的质疑。ACT 的未来似乎展示了以价值为核心的、开放的、社群的和不分级的进程飞跃。语境行为科学社群正在成为 ACT 和 RFT 发展的驱动力。它的承诺则是针对远远超越 ACT 组织本身的核心价值：促进语境心理学的发展，从而更好地应对人类健康方面的挑战。这个目标可能永远都不会实现，但在这个过程中，进步总是有的。

心理灵活性模型的应用扩展

我们可以自信地预测，心理灵活性模型将会应用到更加广泛的领域，超过我们在第五章中已描述的应用范围。我们期待看到在行为药学和初级保健领域、商业和工业领域、社会问题如种族歧视和宗教偏见、教育、预防和社群发展等领域有更多应用和发展。大多数上述领域已经出现一两项令人鼓舞的研究，因此，非常有可能更大的进展正在来临。还可能出现一些目前尚未被关注的新领域。

技术同化

从技术上说，ACT 正快速地被融合到其他的治疗方法中，尤其是认知行为疗法。到目前为止，该疗法在处理接纳和解离问题时最显而易见。CBT 的大多数新方法现在都受这个观点的影响，即心理病理学的关键不在于出现的各种困难的想法、感受、感觉和记忆，而在于人与上述问题之间的关系。心理灵活性的其他方面似乎可能开始受到更多关注。比如很多替代模型目前不再强调价值的重要性。如果心理灵活性模型是正确的，那么未处理价值所造成的缺陷是需要弥补的。如果一种治疗方式转向增加价值的工作，大量由ACT社群所做的有关价值的提升工作都是可以获取的。其他模型恰当地强调与当下连接，却很少看到其与直证关系或超然的对自我觉察的观点采择的关联。同样，这些观点似乎可能渗透到主流中。我们期待心理灵活性逐步被接纳成为语境主义CBT也或许一些人本主义疗法的核心。

　　在心理学史上，类似的同化有时候会导致以"我们先创造的"为主题的无效的讨论。按理这种情况也可能发生在ACT上，但似乎并不可能。一方面，大多数的方法和理念都有上千年的历史，但是，更重要的是，ACT社群更强调分享知识而不是做所有权的阐明，它会更多地专注于流程和过程而不是聚焦于手册和症状，而且更加聚焦于社群。它是为了那些我们帮助其提升生活质量的人的利益，因此，发展社群需要坚持专注于探索新方法或在那些需要它的人的手中将其精细化，而不是专注于谁因已有的方法而获得荣誉。

间接干预方法的发展

　　正如在第五章所谈及的，ACT可以通过各种各样的方式进行传播：个体咨询、团体、朋辈间、书籍、计算机化的程序、课堂、手机应用、商业化咨询，等等。这些可能是新方法特别适合的领域。由于模型的可扩展性和 ACT 社群的务实的承诺，间接干预方法的使用有望得到拓宽和加深。

心理灵活性评估方法的发展

起初，ACT 的评估很大程度上受传统的自我报告法和行为测量的限制。这些方法现在正在拓展，部分原因是模型本身有了根本的发展。我们开始看到以 RFT 为基础聚焦于心理灵活性的评估方法。举个例子，新的以 RFT 为基础的观点采择测量方法目前被应用在一些诸如社交兴趣缺失（Vilardaga, Estévez, Levin, & Hayes, in press）等的心理灵活性的分析上。类似地，以 RFT 为基础的内隐关系评估程序（implicit relational assessment procedure, Barnes-Holmes, Murphy, & Stewart, 2010）目前被用于测量心理灵活性模型中的一个关键部分——对情绪的开放（Levin, Hayes, & Waltz, 2010）。

知名度

最后，语境行为科学本身在心理学中的知名度提升似乎极有可能，甚至在整个文化中。完全致力于语境行为科学方法的期刊（*the Journal of Contextual Behavioral Science*）在 2012 年面世。显而易见的是，RFT 正在被主流的认知科学所关注（如，De Houwer，2011）。面向公众的 ACT 书籍的传播大大增加了其在文化和媒体中的可见度。在心理学、精神病学和社会工作中，ACT 迅速地被广泛了解。无数的临床医生接受了该方法的训练。

所有这些似乎都表明 ACT 和其方法现已成为行为科学的重要理念和助人行业的一部分。所有的科学理论最终都会被证明有误，只要给它们充足的时间。但是只有当它们的理念被充分地理解，才可能发现理论的局限性。正如本书所预示的，ACT 即将达到这样的阶段。

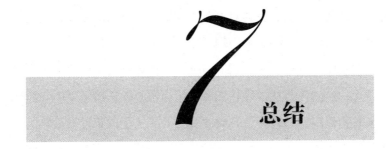

7 总结

CHAPTER SEVEN

　　接纳承诺疗法（ACT）是通过接纳和正念、承诺和行为改变的方法提升心理灵活性的干预方式。使用传统的分类方式很难在临床心理学中对它进行归类。一方面，它是行为分析的发展和延伸，这赋予它通常有与行为干预中相当正统的形式相关联的特征（以基本的行为学原理为依据；功能性分析；与认知因素和二元论的对立）。另一方面，其由关系框架理论（RFT）延展出的独特的认知科学领域，及其对过度的规则控制行为的关注，使它具有通常与更深层次的临床心理学相关联的，有时也与临床心理学忽略实践的一些分支相关联的特征。（诸如信仰，治疗关系，以及正念；经验性方法；以认知和情绪为中心；语境主义中与建构主义有相似观点的假设。）ACT 是一个更大的知识发展战略的一部分，称为语境行为科学，它结合了一个社群的方法和一个网状的科学战略，侧重于经验支持的过程和程序。

　　心理灵活性被认为是由六大过程所组成的，当需要关注心理病理学的主要方面时，每一个过程都可以被逆转：解离 / 融合；接纳 / 经验性回避；活在当下 / 脱离现实；观察性自我 / 概念化自我；明确价值 / 缺乏价值；承诺行动 / 行动受限。因此，心理问题模型和心理干预模型从心理灵活性的视角看是相互连接的。

　　ACT 开拓者和临床医生们已经开发了大量针对这些特定的步骤进行操作的程序。解离是通过具象化思维形式或词语重复等方法改变思维发生的社会言语语境，从而快速减少对思维的依附。接纳导致暴露和激发对情绪或其他心理反应的好奇心。活在当下鼓励进行冥想练习和其他正念的方法。观察性自我通过对基于观点采择的直证的语言关系的操作得以增强，比如我／你，这里／那里，和这时／那时。价值工作的目的是促进对行为的意义和目的的选择感，而这是一种促进生命力和内在动力的方式。承诺行动是使用行为改变策略以促进技能习得显著、有效的行为模式。

治疗关系是 ACT 的核心，治疗关系本身也是由心理灵活性的观点来解读的。ACT 已经运用在许多不同类型的来访者群体中了：比如儿童、青少年和成人；能力超常和认知能力受损人群；富有和贫穷人群；多数民族和少数民族的来访者；美国人、欧洲人、亚洲人和非洲人。该模型的旨在针对文化胜任力进行修改，但其方式可以说比目前现有的方法更具经验进步性，具体的方法是将文化知识与心理灵活性模型中的心理过程相联系，并与 RFT 所放大的基本行为过程相联系。

ACT 和心理灵活性模型已经被数十个随机对照实验、同等数量的成分研究、几十个中介作用分析和一个大范围的心理病理学实验项目所验证。对照实验研究表明，ACT 几乎在所有临床心理学领域（焦虑、抑郁、物质滥用、精神病等）、行为医学的大部分领域（慢性疼痛、血糖调节、锻炼、体重控制、癫痫、戒烟、耳鸣等）以及社会问题（偏见、学习能力、职场压力等）都有效果。ACT 可以通过调整心理灵活性及其成分发生作用，其每个流程都是心理活动。ACT 已被全球很多认证机构公认为一种循证实践。在美国，ACT 已经被列入循证治疗方法目录，归在美国心理学会第 12 分会（临床心理学协会）、美国物质滥用和精神健康服务管理局的国家注册的循证项目。

　　ACT 的未来似乎包括进一步同化其方法，并将其基本的跨诊断模型扩展到商业和工业、预防、社会偏见及初级保健等领域。间接干预的方法将大展身手，如计算机、书籍（传统的纸质版和电子版）、手机（社交媒体）、平板电脑等，致力于将心理灵活性带出临床，走向大街小巷。训练方法的创新和传播已经开始，例如利用线上培训以确保更大程度地精确使用模型。在许多领域，规模更大的资助研究项目正在增多。语境行为科学发展的社群已经遍布全世界，而且规模在不断扩大，影响力在不断增强。

　　这个社群的核心愿景是创造出更好地应对人类健康挑战的心理学。尽管这个愿望可能永远都无法完全达到或全部实现，但是会不断发展，ACT 社群在预防和缓解人类痛苦、促进人类健康和发展上将会产生重大作用。

附录　关键术语表

接纳（ACCEPTANCE）：积极接触心理经验（直接而全然地），不抗拒却存有好奇、兴致、意愿去了解，无自动化否定、行为控制或注意僵化的行为特征。

接纳承诺疗法（ACCEPTANE AND COMMITMENT THERAPY）：一种基于关系框架理论的现代行为心理学的心理干预方式，运用正念、接纳、承诺和行为转化过程以塑造心理灵活性。

随意使用的关系反应（ARBITRARILY APPLICABLE RELATIONAL RESPONDING）：来自随意语境线索控制下的习得关系反应。随意语境线索由某种社会思潮或传统决定，而不单是相关事件的正式属性，也不是来自于事件的直接经验。

行为分析（BEHAVIOR ANALYSIS）：一种自然行为科学，寻求发展一个有组织的、以经验为基础的概念体系，在历史和情境语境相互作用中预测和影响有机体的行为。

行为原则（BEHAVIORAL PRINCIPLES）：用于描述机体—环境互动关系的一类准确、全面而深入的语言表达，而且能够帮助预测和影响机体—环境的互动关系。

认知解离（COGNITIVE DEFUSION）：通过改变语言的语境，提高对思维持续觉察能力，减少自动化言语及认知事件的自动化字面意义，来降低其对个体的控制。术语有时简写为解离，但任何情况均暗示认知的含义。

认知融合（COGNITIVE FUSION）：在某种语境下，言语 / 认知对行为过度控制而减少了个体对言语/认知的历史延续性及随机任意性的觉察。术语有时简写为融合，但任何情况下均暗示认知或复杂事件中的认知成分，如情绪事件中的认知成分。

联合推衍（COMBINATORIAL ENTAILMENT）：关系框架的定义特征，指的是在各类语境控制形式之下（包含随意语境线索的控制下）将相互关联的事件联合导入关系网络的能力。在某种语境下，A 与 B 在某种特征上相关，A 又与 C 相关，结果就可以推出 B 与 C 相关。

承诺行动（COMMITTED ACTION）：一种基于价值的行动，与塑造服务个体价值的各类行为模式相连。

概念化自我（CONCEPTUALIZED SELF）：用于言语反思、分析和评价的客体自我。

语境行为科学（CONTEXTUAL BEHAVIORAL SCIENCE）：一种知识发展方式。在行为科学内，聚焦于塑造建立人类行为过程的实用、可知、联系行为原则的功能语境模型。

语境主义（CONTEXTUALISM）：一种实用的科学哲学，其基础是以语境中正在进行的历史行为的根隐喻为分析单位，并将成功工作的真理标准与一组特定的分析目标联系起来。根隐喻为分析单元，运用实用的真理标准与具体分析目标相结合。

直证关系框架（DEICTIC FRAMES）：只有通过特定视角的示范（通常来自发言者）习得的关系框架。比如"这里"或"那里"。

功能性语境主义（FUNCTIONAL CONTEXTUALISM）：接纳承诺疗法的科学哲学基础，是语境主义的一种形式（见定义），其分析目标是在历史和环境的语境下精确、广泛和深度地预测和影响整个有机体的行为。

正念（MINDFULNESS）：与当下有意识的接触，这种经历是接纳的、解离的、灵活觉察的。

相互推衍（MUTUAL ENTAILMENT）：关系框架的定义特征，指在各种形式语境控制（包含随意语境线索控制）下的基本双向性。相互推衍能应用在下列语境中，当 A 以某种特征与 B 相连，那么 B 会以另一种特征与 A 相连。

自我觉察的观点采择（PERSPECTIVE-TAKING SENSE OF SELF）：将自我作为定位点或视角的感觉（觉知的"源头"），通过直证关系框架，与他人、其他时间、地点的意识产生内在连接。

心理灵活性（PSYCHOLOGICAL FLEXIBILITY）：作为一个有意识的个体全然接触当下的过程，不人云亦云，而是基于随机应变的条件，坚持或改变行为以服务其选择的价值。

关系框架理论（RELATIONAL FRAMES THEORY）：一种讨论和运用关系框架中的事件参与来描述语言定义特征和高层认知的理论。

关系框架（RELATIONAL FRAMES）：随意使用关系反应的具体类型，拥有相互推衍、联合推衍和刺激功能转换的定义特征，而这些特征部分通过习得的随意语境线索进行调节。关系框架从与语境线索相关的关系反应历史发展而来，而不仅仅从某种特别刺激或刺激本身及刺激间非随意特征的直接非关系反应训练中产生。关系框架总是一种动作，因此可通过"以关系建构事件"的形式重述。多种类别的关系框架已被识别。

规则支配的行为（RULE-GOVERNED BEHAVIOR）：通常被描述为被言语前提控制的行为，"言语"由关系框架理论（见定义）解释。实际运用中，如果言语前提由改变非任意环境所包含的整个关系网络组成，被言语前提控制的行为更可能命名为"规则支配"。

以己为景（SELF AS CONTEXT）：见自我觉察的观点采择。

接触当下（THE PRESENT MOMENT）：对心理和环境事件发生时的灵活觉察和不评判的接触。

超然的自我意识（TRANSCENDENT SENSE OF SELF）：见自我觉察的观点采择。

刺激功能转化（TRANSFORMATION OF STIMULUS FUNCTIONS）：关系框架的定义特征，指基于参与事件的相关功能和关系框架的语境线索，对相关事件的刺激功能进行改变。

价值（VALUES）：对持续、能动、发展的行为活动形式的自由选择、言语建构的陈述，成为行为活动的主要强化刺激，而行为活动是价值行为形式显性和固有的特征。

言语事件（VERBAL EVENTS）：那些因为关系框架的参与而形成功能的事件。此描述中，言语可以用于修饰任何其他指代功能资源的术语（例如，刺激、行为、强化刺激、先行事件、认识等）。

参考文献

American Psychological Association, Division 12, Society of Clinical Psychology, (n.d.). [Studies in the areas of depression and chronic pain].

Association for Contextual Behavioral Science (ACBS), (n.d.).[List of core competencies]. [List of empirical publications in ACT, RFT, and psychological flexibility]. [List of experimental studies linked to the RFT research program in basic behavioral psychology].

Bach, P., & Hayes, S. C. (2002). The use of Acceptance and Commitment Therapy to prevent the rehospitalization of psychotic patients: A randomized controlled trial. *Journal of Consulting and Clinical Psychology, 70*, 1129-1139. doi:10.1037/0022-006X.70.5.1129

Baer, R. A. (2003). Mindfulness training as a clinical intervention: A conceptual and empirical review. *Clinical Psychology: Science and Practice, 10*, 125-143. doi: 10.1093/clipsy.bpg015

Baer, R. A. (Ed.). (2006). *Mindfulness-based treatment approaches: Clinician's guide to evidence base and applications.* San Diego, CA: Elsevier.

Barnes-Holmes, D., Hayden, E., Barnes-Holmes, Y., & Stewart, I (2008). The Implicit Relational Assessment Procedure (IRAP) as a response-time and event-related-potentials methodology for testing natural verbal relations: A preliminary study. *The Psychological Record, 58*, 497-516.

Barnes-Holmes, D., Murphy, A., Barnes-Holmes, Y., & Stewart, I. (2010). The Implicit Relational Assessment Procedure (IRAP): Exploring the impact of private versus public contexts and the response latency criterion on pro-white and anti-black stereotyping among white Irish individuals. *The Psychological*

Record, *60*, 57-80.

Barnes-Holmes, D., Murtagh, L., Barnes-Holmes, Y., & Stewart, I. (2010). Using the Implicit Association Test and the Implicit Relational Assessment Procedure to measure attitudes towards meat and vegetables in vegetarians and meat-eaters. *The Psychological Record*, *60*, 287-306.

Barnes-Holmes, D., Regan, D., Barnes-Holmes, Y., Commins, S., Walsh, D., Stewart, I.,...Dymond, S. (2005). Relating derived relations as a model of analogical reasoning: Reaction times and event–related potentials. *Journal of the Experimental Analysis of Behavior*, *84*, 435-451. doi:10.1901/jeab.2005.79-04

Barnes-Holmes, D., Staunton, C., Barnes-Holmes, Y., Whelan, R., Stewart, I., Commins, S.,...Dymond, S. (2004). Interfacing Relational Frame Theory with cognitive neuroscience: Semantic priming, The Implicit Association Test, and event related potentials. *International Journal of Psychology & Psychological Therapy*, *4*, 215-240.

Berens, N. M., & Hayes, S. C. (2007). Arbitrarily applicable comparative relations: Experimental evidence for a relational operant. *Journal of Applied Behavior Analysis*, *40*, 45-71. doi:10.1901/jaba.2007.7-06

Biglan, A., & Hayes, S. C. (1996). Should the behavioral sciences become more pragmatic? The case for functional contextualism in research on human behavior. *Applied & Preventive Psychology*, *5*, 47-57.

Brown, L. A., Forman, E. M., Herbert, J. D., Hoffman, K. L., Yuen, E. K., & Goetter, E. M. (2011). A randomized controlled trial of acceptance-based behavior therapy and cognitive therapy for test anxiety: A pilot study. *Behavior Modification*, *35*, 31-53. doi: 10.1177/0145445510390930

Cassidy, S., Roche, B., & Hayes, S. C. (2011). A relational frame training intervention to raise intelligence quotients: A pilot study. *The Psychological Record*, *61*, 173-198.

Chambers, R., Chuen Yee Lo, B., & Allen, N. B. (2008). The impact of intensive mindfulness training on attentional control, cognitive style, and affect. *Cognitive Therapy and Research*, *32*, 303-322. doi:10.1007/s10608-007-9119-0

Chawla, N., & Ostafin, B. D. (2007). Experiential avoidance as a functional dimensional approach to psychopathology: An empirical review. *Journal of Clinical Psychology*, *63*, 871-890. doi:10.1002/jclp.20400

Christensen, A., Jacobson, N. S., & Babcock, J. C. (1995). Integrative behavioral couple therapy. In N. S. Jacobson & A. S. Gurman (Eds.), *Clinical handbook of couples therapy* (pp. 31-64). New York, NY: Guilford Press.

Cochrane, A., Barnes-Holmes, D., Barnes-Holmes, Y., Stewart, I., & Luciano, C. (2007). Experiential avoidance and aversive visual images: Response delays and event related potentials on a simple matching task. *Behaviour Research and Therapy, 45*, 1379-1388. doi:10.1016/j.brat.2006.05.010

Cook, D., & Hayes, S. C. (2010). Acceptance-based coping and the psycho-logical adjustment of Asian and Caucasian Americans. *International Journal of Behavioral Consultation and Therapy, 6*, 186-197.

David, D., & Montgomery, G. H. (2011). The scientific status of psychotherapies: A new evaluative framework for evidenced-based psychosocial interventions. *Clinical Psychology: Science and Practice, 18*, 89-99. doi: 10.1111/j.1468-2850. 2011.01239.x

Davis, R. N., & Nolen-Hoeksema, S. (2000). Cognitive inflexibility among ruminators and nonruminators. *Cognitive Therapy and Research, 24*, 699-711. doi:10.1023/A:1005591412406

De Houwer, J. (2011). Why the cognitive approach in psychology would profit from a functional approach and vice versa. *Perspectives on Psychological Science, 6*, 202-209. doi: 10.1177/1745691611400238

Dimidjian, S., Hollon, S. D., Dobson, K. S., Schmaling, K. B., Kohlenberg, R. J.,... Jacobson, N. S. (2006). Randomized trial of behavioral activation, cognitive therapy, and antidepressant medication in the acute treatment of adults with major depression. *Journal of Consulting and Clinical Psychology, 74*, 658-670. doi: 10.1037/0022-006X.74.4.658

Dimidjian, S., Kleiber, B. V., & Segal, Z. V. (2009). Mindfulness-based cognitive therapy. In N. Kazantsis, M. A. Reinecke, & A. Freeman (Eds.), *Cognitive and behavioral theories in clinical practice* (pp. 307-330). New York, NY: Guilford.

Fletcher, L., & Hayes, S. C. (2005). Relational Frame Theory, Acceptance and Commitment Therapy, and a functional analytic definition of mindfulness. *Journal of Rational-Emotive & Cognitive Behavior Therapy, 23*, 315-336. doi:10.1007/s10942-005-0017-7

Fletcher, L. B., Schoendorff, B., & Hayes, S. C. (2010). Searching for mindfulness in the brain: A process-oriented approach to examining the neural correlates of mindfulness. *Mindfulness, 1*, 41-63. doi: 10.1007/s12671-010-0006-5

Franks, C. M., & Wilson, G. T. (1974). *Annual review of behavior therapy: Theory and practice* (Vol. 1). New York, NY: Brunner/Mazel.

Freud, S. (1928/1955). Analyse d'une phobie chez un petit garçon de cinq ans (Le petit Hans.) [Analysis of a phobia in a five-year-old boy (little Hans)], *Revue Française de Psychanalyse, 2*(3). Reprinted in *The complete psychological works of Sigmund Freud,* Vol. 10, James Strachey, Trans. London, England: Hogarth.

Gaudiano, B. A. (2009). Öst's (2008) methodological comparison of clinical trials of Acceptance and Commitment Therapy versus Cognitive Behavior Therapy: Matching apples with oranges? *Behaviour Research and Therapy, 47,* 1066-1070. doi: 10.1016/j .brat. 2009.07.020

Gaudiano, B. A., & Herbert, J. D. (2006). Acute treatment of inpatients with psychotic symptoms using Acceptance and Commitment Therapy. *Behaviour Research and Therapy, 44,* 415-437. doi:10.1016/j.brat.2005.02.007

Gifford, E. V., Kohlenberg, B., Hayes, S. C., Pierson, H., Piasecki, M., Antonuccio, D., & Palm, K. (2011). Does acceptance and relationship focused behavior therapy contribute to bupropion outcomes? A randomized controlled trial of FAP and ACT for smoking cessation. *Behavior Therapy, 42,* 700-715. doi:10.1016/j.beth.2011.03.002

Gregg, J. A., Callaghan, G. M., Hayes, S. C., & Glenn-Lawson,]. L. (2007). Improving diabetes self-management through acceptance, mindfulness, and values: A randomized controlled trial. *Journal of Consulting and Clinical Psychology, 75,* 336-343. doi:10.1037/0022-006X.75.2.336

Griner, D., & Smith, T. B. (2006). Culturally adapted mental health intervention: A meta-analytic review. *Psychotherapy: Theory, Research, Practice, Training, 43,* 531-548. doi: 10.1037/0033-3204.43.4.531

Haeffel, G. J. (2010). When self-help is no help: Traditional cognitive skills training does not prevent depressive symptoms in people who ruminate. *Behaviour Research and Therapy, 48,* 152-157. doi:10.1016/j.brat.2009.09.016

Hall, G. C. N., Hong, J. J., Zane, N. W. S., & Meyer, O. L. (2011). Culturally-competent treatments for Asian Americans: The relevance of mindfulness and acceptance-based psychotherapies. *Clinical Psychology: Science and Practice, 18,* 215-231. doi: 10.1111/j. 1468-2850.2011.01253.x

Hayes, S. C. (1982, October). *Cognitive distancing and psychopathology.* Presentation to Broughton Hospital, Morganton, NC.

Hayes, S. C. (Ed.). (1989). *Rule-governed behavior: Cognition, contingencies, and instructional control.* New York, NY: Plenum.

Hayes, S. C. (2004a). Acceptance and Commitment Therapy, Relational Frame Theory, and the third wave of behavior therapy. *Behavior Therapy, 35,* 639-665. doi: 10.1016/S0005-7894(04)80013-3

Hayes, S. C. (2004b). Acceptance and Commitment Therapy and the new behavior therapies: Mindfulness, acceptance and relationship. In S. C. Hayes, V. M. Follette, & M. Linehan (Eds.), *Mindfulness and acceptance: Expanding the cognitive behavioral tradition* (pp. 1-29). New York, NY: Guilford.

Hayes, S. C. (Ed.). (2007). *ACT in action.* Oakland, CA: New Harbinger.

Hayes, S. C. (2009). *Acceptance and commitment therapy* (DVD). Washington, DC: American Psychological Association.

Hayes, S. C., Barnes-Holmes, D., & Roche, B. (2001). *Relational Frame Theory: A Post-Skinnerian account of human language and cognition.* New York, NY: Plenum Press.

Hayes, S. C., Bissett, R., Korn, Z., Zettle, R. D., Rosenfarb, I., Cooper, L., & Grundt, A. (1999). The impact of acceptance versus control rationales on pain tolerance. *The Psychological Record, 49,* 33-47.

Hayes, S. C., Bissett, R., Roget, N., Padilla, M., Kohlenberg, B. S., Fisher, G., ... Niccolls, R. (2004). The impact of acceptance and commitment training and multicultural training on the stigmatizing attitudes and professional burnout of substance abuse counselors. *Behavior Therapy, 35,* 821-835. doi: 10.1016/S0005-7894(04)80022-4

Hayes, S. C., Brownstein, A. J., Haas, J. R., & Greenway, D. E. (1986). Instructions, multiple schedules, and extinction: Distinguishing rule-governed from schedule controlled behavior. *Journal of the Experimental Analysis of Behavior, 46,* 137-147. doi:10.1901/jeab.1986.46-137

Hayes, S. C., Brownstein, A. J., Zettle, R. D., Rosenfarb, I., & Korn, Z. (1986). Rule-governed behavior and sensitivity to changing consequences of responding. *Journal of the Experimental Analysis of Behavior, 45,* 237-256. doi: 10.1901 / jeab. 1986. 45-237

Hayes, S. C., Hayes, L. J., & Reese, H. W. (1988). Finding the philosophical core: A review of Stephen C. Pepper's *World Hypotheses. Journal of the Experimental Analysis of Behavior, 50,* 97-111. doi:10.1901/jeab. 1988.50-97

Hayes, S. C., Hayes, L. J., Reese, H. W., & Sarbin, T. R. (Eds.). (1993). *Varieties of scientific contextualism.* Reno, NV: Context Press.

Hayes, S. C., Levin, M., Plumb, J., Boulanger, J., & Pistorello, J. (in press). Acceptance and Commitment Therapy and contextual behavioral science: Examining the progress of a distinctive model of behavioral and cognitive therapy. *Behavior Therapy.*

Hayes, S. C., Levin, M., Vilardaga, R., & Yadavaia, J. (2008, September). *A meta-*

analysis of mediational and component analyses of ACT. Paper presented to the European Association for Behavioral and Cognitive Therapies Annual Congress, Helsinki, Finland.

Hayes, S. C., Luoma, J., Bond, F., Masuda, A., & Lillis, J. (2006). Acceptance and Commitment Therapy: Model, processes, and outcomes. *Behaviour Research and Therapy, 44*, 1-25. doi: 10.1016/j.brat.2005.06.006

Hayes, S. C., & Nelson, R. O. (1983). Similar reactivity produced by external cues and self-monitoring. *Behavior Modification, 7*, 183-196. doi:10.1177/01454455830072004

Hayes, S. C., Muto, T., & Masuda, A. (2011). Seeking cultural competence from the ground up. *Clinical Psychology: Science and Practice, 18*, 232-237. doi: 10.1111/j. 1468-2850.2011.01254.x

Hayes, S. C., Rincover, A., & Volosin, D. (1980). Variables influencing the acquisition and maintenance of aggressive behavior: Modeling versus sensory reinforcement. *Journal of Abnormal Psychology, 89*, 254-262. doi: 10.1037/0021–843X.89.2.254

Hayes, S. C., Rosenfarb, I., Wulfert, E., Munt, E., Zettle, R. D., & Korn, Z. (1985). Self-reinforcement effects: An artifact of social standard setting? *Journal of Applied Behavior Analysis, 18*, 201-214. doi:10.1901/jaba.1985.18-201

Hayes, S. C., & Smith, S. (2005). *Get out of your mind and into your life: The new Acceptance and Commitment Therapy*. Oakland, CA: New Harbinger.

Hayes, S. C., Strosahl, K., & Wilson, K. G. (1999). *Acceptance and Commitment Therapy: An experiential approach to behavior change*. New York, NY: Guilford Press.

Hayes, S. C., Strosahl, K., & Wilson, K. G. (2011). *Acceptance and Commitment Therapy: The process and practice of mindful change* (2nd ed.). New York, NY: Guilford Press.

Hayes, S. C., Villatte, M., Levin, M., & Hildebrandt, M. (2011). Open, aware, and active: Contextual approaches as an emerging trend in the behavioral and cognitive therapies. *Annual Review of Clinical Psychology, 7*, 141-168. doi: 10.1146/annurev-clinpsy-032210-104449

Hayes, S. C., Wilson, K. G., Gifford, E. V., Bissett, R., Piasecki, M., Batten, S. V., ... Gregg, J. (2004). A randomized controlled trial of twelve-step facilitation and acceptance and commitment therapy with polysubstance abusing methadone maintained opiate addicts. *Behavior Therapy, 35*, 667-688. doi: 10.1016/S0005-7894(04)80014-5

Hayes, S. C., Wilson, K. W., Gifford, E. V., Follette, V. M., & Strosahl, K. (1996). Experiential avoidance and behavioral disorders: A functional dimensional approach to diagnosis and treatment. *Journal of Consulting and Clinical Psychology, 64*, 1152-1168. doi: 10.1037/0022-006X.64.6.1152

Hayes, S. C., & Wolf, M. R. (1984). Cues, consequences, and therapeutic talk: Effect of social context and coping statements on pain. *Behaviour Research and Therapy, 22*, 385-392. doi:10.1016/0005-7967(84)90081-0

Hayes, S. C., Zettle, R. D., & Rosenfarb, I. (1989). Rule following. In S. C. Hayes (Ed.), *Rule-governed behavior: Cognition, contingencies, and instructional control* (pp. 191-220). New York, NY: Plenum.

Holman, E. A., & Silver, R. C. (1998). Getting "stuck" in the past: Temporal orientation and coping with trauma. *Journal of Personality and Social Psychology, 74*, 1146-1163. doi:10.1037/0022-3514.74.5.1146

Hooper, N., Saunders, J., & McHugh, L. (2010). The derived generalization of thought and suppression. *Learning & Behavior, 38*, 160-168. doi:10.3758/LB.38.2.160

Jha, A. P., Krompinger, J., & Baime, M. J. (2007). Mindfulness training modifies subsystems of attention. *Cognitive, Affective, & Behavioral Neuroscience, 7*, 109-119. doi: 10.3758/CABN.7.2.109

Ju, W. C., & Hayes, S. C. (2008). Verbal establishing stimuli: Testing the motivatire effect of stimuli in a derived relation with consequences. *The Psychological Record, 58*, 339-363.

Kashdan, T. B., Barrios, V., Forsyth, J. P., & Steger, M. F. (2006). Experiential avoidance as a generalized psychological vulnerability: Comparisons with coping and emotion regulation strategies. *Behaviour Research and Therapy, 44*, 1301-1320. doi:10.1016/j.brat.2005.10.003

Kashdan, T. B., & Rottenberg, J. (2010). Psychological flexibility as a fundamental aspect of health. *Clinical Psychology Review, 30*, 865-878. doi:10.1016/j.cpr.2010.03.001

Kishita, N., & Shimada, H. (2011). Effects of acceptance-based coping on task performance and subjective stress. *Journal of Behavior Therapy and Experimental Psychiatry, 42*, 6-12. doi:10.1016/j.jbtep.2010.08.005

Kohlenberg, R. J., & Tsai, M. (1991). *Functional analytic psychotherapy*. New York, NY: Plenum Press.

Lappalainen, R., Lehtonen, T., Skarp, E., Taubert, E., Ojanen, M., & Hayes, S. C. (2007). The impact of CBT and ACT models using psychology trainee therapists: A preliminary controlled effectiveness trial. *Behavior Modification, 31*, 488-511. doi: 10.1177/0145445506298436

Levin, M., & Hayes, S. C. (2009). Is Acceptance and Commitment Therapy superior to established treatment comparisons? *Psychotherapy and Psychosomatics, 78*, 380. doi:10.1159/000235978

Levin, M., Hayes, S. C., & Waltz, T. (2010). Creating an implicit measure of cognition more suited to applied research: A test of the Mixed Trial—Implicit Relational Assessment Procedure (MT-IRAP). *International Journal of Behavioral Consultation and Therapy, 6*, 245-262.

Levin, M., Hildebrandt, M., Lillis, J., & Hayes, S. C. (2012). *The impact of treatment components in Acceptance and Commitment Therapy: A meta-analysis of micro-component studies.* Manuscript submitted for publication.

Lillis, J., & Hayes, S. C. (2007). Applying acceptance, mindfulness, and values to the reduction of prejudice: A pilot study. *Behavior Modification, 31*, 389-411. doi: 10.1177/0145445506298413

Lillis, J., Hayes, S. C., Bunting, K., & Masuda, A. (2009). Teaching acceptance and mindfulness to improve the lives of the obese: A preliminary test of a theoretical model. *Annals of Behavioral Medicine, 37*, 58-69. doi: 10.1007/s12160-009-9083-x

Linehan, M. M. (1993). *Cognitive-behavioral treatment of borderline personality disorder.* New York, NY: Guilford Press.

Lipkens, R., & Hayes, S. C. (2009). Producing and recognizing analogical relations. *Journal of the Experimental Analysis of Behavior, 91*, 105-126. doi:10.1901/jeab.2009.91-105

Lipkens, R., Hayes, S. C., & Hayes, L. J. (1993). Longitudinal study of derived stimulus relations in an infant. *Journal of Experimental Child Psychology, 56*, 201-239. doi: 10.1006/jecp. 1993.1032

Longmore, R. J., & Worrell, M. (2007). Do we need to challenge thoughts in cognitive behavioral therapy? *Clinical Psychology Review, 27*, 173-187. doi: 10.1016/j.cpr.2006.08.001

Luciano, C., Gómez-Becerra, I., & Rodríguez-Valverde, M. (2007). The role of multiple-exemplar training and naming in establishing derived equivalence in an infant. *Journal of the Experimental Analysis of Behavior, 87*, 349-365. doi: 10.1901/jeab.2007.08-06

Lundgren, T., Dahl, J., Melin, L., & Kees, B. (2006). Evaluation of Acceptance and Commitment Therapy for drug refractory epilepsy: A randomized controlled trial in South Africa. *Epilepsia, 47,* 2173-2179. doi:10.1111/j.1528-1167.2006.00892.x

Lundgren, T., Dahl, J., Yardi, N., & Melin, L. (2008). Acceptance and Commitment Therapy and yoga for drug-refractory epilepsy: A randomized controlled trial. *Epilepsy & Behavior, 13,* 102-108. doi: 10.1016/j.yebeh.2008.02.009

Luoma, J., Hayes, S. C., & Walser, R. (2007). *Learning ACT.* Oakland, CA: New Harbinger.

Luoma, J., Kohlenberg, B., Hayes, S. C., & Fletcher, L. (2012). Slow and steady wins the race: A randomized clinical trial of Acceptance and Commitment Therapy targeting shame in substance use disorders. *Journal of Consulting and Clinical Psychology, 80,* 43-53. doi: 10.1037/a0026070

Martell, C. R., Dimidjian, S., & Herman-Dunn, R. (2010). *Behavioral activation for depression: A clinician's guide.* New York, NY: Guilford.

Masuda, A., Hayes, S. C., Fletcher, L. B., Seignourel, P. J., Bunting, K., Herbst, S. A., ... Lillis, J. (2007). The impact of Acceptance and Commitment Therapy versus education on stigma toward people with psychological disorders. *Behaviour Research and Therapy, 45,* 2764-2772. doi:10.1016/j.brat.2007.05.008

Masuda, A., Hayes, S. C., Twohig, M. P., Drossel, C., Lillis, J., & Washio, Y. (2008). A parametric study of cognitive defusion and the believability and discomfort of negative self-relevant thoughts. *Behavior Modification, 33,* 250-262. doi:10.1177/0145445508326259

Masuda, A., Muto, T., Hayes, S. C., & Lillis, J. (2008). Acceptance and commitment therapy: Application to a Japanese client. *Japanese Journal of Behavior Therapy, 34,* 137-148.

Masuda, A., Wendell, J. W., Chou, Y., & Feinstein, A. B. (2010). Relationships among self-concealment, mindfulness, and negative psychological outcomes in Asian American and European American college students. *International Journal for the Advancement of Counselling, 32,* 165-177. doi:10.1007/s10447-010-9097-x

McHugh, L., Barnes-Holmes, Y., & Barnes-Holmes, D. (2004). Perspective-taking as relational responding: A developmental profile. *The Psychological Record, 54,* 115-144.

McHugh, L., Barnes-Holmes, Y., Barnes-Holmes, D., & Stewart, I. (2006). Understanding false belief as generalized operant behaviour. *The Psychological Record, 56,* 341-364.

McHugh, L., Barnes-Holmes, Y., Barnes-Holmes, D., Stewart, I., & Dymond, S.

(2007). Deictic relational complexity and the development of deception. *The Psychological Record, 57*, 517-531.

McHugh, L., Barnes-Holmes, Y., Barnes-Holmes, D., Whelan, R., & Stewart, I. (2007). Knowing me, knowing you: Deictic complexity in false-belief understanding. *The Psychological Record, 57*, 533-542.

McMullen, J., Barnes-Holmes, D., Barnes-Holmes, Y., Stewart, I., Luciano, C., & Cochrane, A. (2008). Acceptance versus distraction: Brief instructions, metaphors, and exercises in increasing tolerance for self-delivered electric shocks. *Behaviour Research and Therapy, 46*, 122-129. doi:10.1016/j.brat.2007.09.002

Muto, T., Hayes, S. C., & Jeffcoat, T. (2011). The effectiveness of Acceptance and Commitment Therapy bibliotherapy for enhancing the psychological health of Japanese college students living abroad. *Behavior Therapy, 42*, 323-335. doi: 10.1016/j.beth. 2010.08.009

Nagayama Hall, G. C., Hong, J. J., Zane, N. W., & Meyer, O. L. (2011). Culturally-competent treatments for Asian Americans: The relevance of mindfulness and acceptance-based psychotherapies. *Clinical Psychology, 18*, 215-231.

Nelson, R. O., & Hayes, S. C. (1981). Theoretical explanations for the reactive effects of self-monitoring. *Behavior Modification, 5*, 3-14. doi:10.1177/014544558151001

Nelson, R. O., Hayes, S. C., Spong, R. T., Jarrett, R. B., & McKnight, D. L. (1983). Self-reinforcement: Appealing misnomer or effective mechanism? *Behaviour Research and Therapy, 21*, 557-566. doi:10.1016/0005-7967(83)90047-5

Nowak, M. A., Tarnita, C. E., & Wilson, E. O. (2010, August 26). The evolution of eusociality. *Nature, 466*, 1057-1062. doi: 10.1038/nature09205

Öst, L.-G. (2008). Efficacy of the third wave of behavioral therapies: A systematic review and meta-analysis. *Behaviour Research and Therapy, 46*, 296-321. doi: 10.1016/j.brat.2007.12.005

O'Toole, C., & Barnes-Holmes, D. (2009). Three chronometric indices of relational responding as predictors of performance on a brief intelligence test: The importance of relational flexibility. *The Psychological Record, 59*, 119-132.

Pankey, J. (2008). *Acceptance and Commitment Therapy with dually diagnosed individuals*. Unpublished doctoral dissertation, University of Nevada, Reno.

Pepper, S. C. (1942). *World hypotheses: A study in evidence*. Berkeley: University of California Press.

Pierson, H., & Hayes, S. C. (2007). Using Acceptance and Commitment Therapy to empower the therapeutic relationship. In P. Gilbert & R. Leahy (Eds.), *The therapeutic relationship in cognitive behavior therapy* (pp. 205-228). London, England: Routledge.

Plumb, J. C., & Vilardaga, R. (2010). Assessing treatment integrity in Acceptance and Commitment Therapy: Strategies and suggestions. *International Journal of Behavioral Consultation and Therapy*, *6*, 263-295.

Polusny, M. A., Ries, B. J., Meis, L. A., DeGarmo, D., McCormick-Deaton, C. M., Thuras, P., & Erbes, C. R. (2011). Effects of parents' experiential avoidance and PTSD on adolescent disaster-related posttraumatic stress symptomatology. *Journal of Family Psychology*, *25*, 220-229. doi: 10.1037/a0022945

Powers, M. B., Vörding, M., & Emmelkamp, P. M. G. (2009). Acceptance and commitment therapy: A meta-analytic review. *Psychotherapy and Psychosomatics*, *78*, 73-80. doi: 10.1159/000190790

Pull, C. B. (2009). Current empirical status of acceptance and commitment therapy. *Current Opinion in Psychiatry*, *22*(1), 55-60. doi:10.1097YCO. 0b013e32831 a6e9d

Rosales, R., & Rehfeldt, R. A. (2007). Contriving transitive conditioned establishing operations to establish derived manding skills in adults with severe developmental disabilities. *Journal of Applied Behavior Analysis*, *40*, 105-121. doi: 10.1901/jaba.2007.117-05

Rosenfarb, I., & Hayes, S. C. (1984). Social standard setting: The Achilles' heel of informational accounts of therapeutic change. *Behavior Therapy*, *15*, 515-528. doi:10.1016/S0005-7894(84)80053-2

Rosenfarb, I. S., Hayes, S. C., & Linehan, M. M. (1989). Instructions and experiential feedback in the treatment of social skills deficits in adults. *Psychotherapy: Theory, Research, Practice, Training*, *26*, 242-251. doi: 10.1037/h0085425

Ruiz, F. J. (2010). A review of Acceptance and Commitment Therapy (ACT) empirical evidence: Correlational, experimental psychopathology, component and outcome studies. *International Journal of Psychology & Psychological Therapy*, *10*, 125-162.

Segal, Z. V., Teasdale, J. D., & Williams, J. M. G. (2004). Mindfulness-based cognitive therapy: Theoretical rationale and empirical status. In S. C. Hayes, V. M. Follette, & M. M. Linehan (Eds.), *Mindfulness and acceptance: Expanding the cognitive-behavioral tradition* (pp. 45-65). New York, NY: Guilford Press.

Segal, Z. V., Williams, J. M. G., & Teasdale, J. D. (2002). *Mindfulness-based cog-*

nitive therapy for depression: A new approach to preventing relapse. New York, NY: Guilford Press.

Sheldon, K. M., Ryan, R., Deci, E., & Kasser, T. (2004). The independent effects of goal contents and motives on well-being: It's both what you pursue and why you pursue it. *Personality and Social Psychology Bulletin, 30,* 475-486. doi:10.1177/0146167203261883

Stewart, I., Barnes-Holmes, D., & Roche, B. (2004). A functional-analytic model of analogy using the relational evaluation procedure. *The Psychological Record, 54,* 531-552.

Strosahl, K. D., Hayes, S. C., Wilson, K. G., & Gifford, E. V. (2004). An ACT primer: Core therapy processes, intervention strategies, and therapist competencies. In S. C. Hayes & K. D. Strosahl (Eds.), *A practical guide to Acceptance and Commitment Therapy* (pp. 31-58). New York, NY: Springer-Verlag.

Sue, S., Zane, N., Nagayama Hall, G.C., & Berger, L. K. (2009). The case for cultural competency in psychotherapeutic interventions. *Annual Review of Psychology, 60,* 525-548. doi: 10.1146/annurev.psych.60.110707.163651

Sylvester, M. (2011). *Examining the feasibility and efficacy of modified acceptance and commitment therapy for improving adaptive functioning in persons with a history of pediatric acquired brain injury.* Unpublished doctoral dissertation, University of Nevada, Reno.

Takahashi, M., Muto, T., Tada, M., & Sugiyama, M. (2002). Acceptance rationale and increasing pain tolerance: Acceptance-based and FEAR-based practice. *Japanese Journal of Behavior Therapy, 28,* 35-46.

U.S. Substance Abuse and Mental Health Services Administration, National Registry of Evidence-Based Programs and Practices. (n.d.). [Studies cited in areas of psychosis, worksite stress, and obsessive-compulsive disorder].

Vilardaga, R., Estévez, A., Levin, M. E., & Hayes, S. C. (in press). Deictic relational responding, empathy and experiential avoidance as predictors of social anhedonia: Further contributions from relational frame theory. *The Psychological Record.*

Vilardaga, R., Hayes, S. C., Levin, M. E., & Muto, T. (2009). Creating a strategy for progress: A contextual behavioral science approach. *The Behavior Analyst, 32,* 105-133.

Wampold, B. E. (2001). *The great psychotherapy debate: Models, methods, and findings.* Mahwah, NJ: Erlbaum.

Weil, T. M., Hayes, S. C., & Capurro, P. (2011). Establishing a deictic relational repertoire in young children. *The Psychological Record, 61*, 371-390.

Wells, A. (2000). *Emotional disorders & metacognition: Innovative cognitive therapy*. Chichester, England: Wiley.

Wells, A. (2008). Metacognitive therapy: Cognition applied to regulating cognition. *Behavioural and Cognitive Psychotherapy, 36*, 651-658. doi:10.1017/S1352465808004803

Wenzlaff, R. M., & Wegner, D. M. (2000). Thought suppression. *Annual Review of Psychology, 51*, 59-91. doi: 10.1146/annurev.psych.51.1.59

Westin, V. Z., Schulin, M., Hesser, H., Karlsson, M., Noe, R. Z., Olofsson, U., ... Andersson, G. (2011). Acceptance and Commitment Therapy versus Tinnitus Retraining Therapy in the treatment of tinnitus distress: A randomized controlled trial. *Behaviour Research and Therapy, 49*, 737-747. doi: 10.1016/j . brat. 2011.08.001

Wetherell, J. L., Liua, L., Patterson, T. L., Afari, N., Ayers, C. R., Thorp, S. R., ... Petkus, A. J. (2011). Acceptance and Commitment Therapy for generalized anxiety disorder in older adults: A preliminary report. *Behavior Therapy, 42*, 127-134. doi:10.1016/j.beth.2010.07.002

Wicksell, R. K., Melin, L., Lekander, M., & Olsson, G. L. (2009). Evaluating the effectiveness of exposure and acceptance strategies to improve functioning and quality of life in longstanding pediatric pain—A randomized controlled trial. *Pain, 141*, 248-257. doi: 10.1016/j.pain.2008.11.006

Wicksell, R. K., Melin, L., & Olsson, G. L. (2007). Exposure and acceptance in the rehabilitation of adolescents with idiopathic chronic pain: A pilot study. *European Journal of Pain, 11*(3), 267-274. doi: 10.1016/j.ejpain.2006.02.012

Wolpe, J., & Rachman, S. (1960). Psychoanalytic "evidence" : A critique based on Freud's case of little Hans. *Journal of Nervous and Mental Disease, 131*, 135-148. doi:10.1097/00005053-196008000-00007

Yadavaia, J. E., & Hayes, S. C. (in press). Acceptance and Commitment Therapy for self-stigma around sexual orientation: A multiple baseline evaluation. *Cognitive and Behavioral Practice*.

Zettle, R. D. (2003). Acceptance and commitment therapy (ACT) versus systematic desensitization in treatment of mathematics anxiety. *The Psychological Record, 53*, 197-215.

Zettle, R. D., & Hayes, S. C. (1983). Effect of social context on the impact of coping self-statements. *Psychological Reports, 52*, 391-401. doi: 10.2466/pr0.1983.52.2.391

Zettle, R. D., & Hayes, S. C. (1986). Dysfunctional control by client verbal behavior: The context of reason giving. *The Analysis of Verbal Behavior, 4*, 30-38.

Zettle, R. D., & Rains, J. C. (1989). Group cognitive and contextual therapies in treatment of depression. *Journal of Clinical Psychology, 45*, 436-445. doi: 10.1002/1097-4679 (198905) 45:3<436::AID-JCLP2270450314>3.0.CO; 2-L

Zettle, R. D., Rains, J. C., & Hayes, S. C. (2011). Processes of change in Acceptance and Commitment Therapy and Cognitive Therapy for depression: A mediational reanalysis of Zettle and Rains (1989). *Behavior Modification, 35*, 265-283. doi:10.1177/0145445511398344

丛书主编简介

乔恩·卡尔森（Jon Carlson），心理学博士，教育博士，美国专业心理学委员会成员。他是一位杰出的心理学教授，在位于伊利诺伊州大学城的州长州立大学（Governors State University）从事心理咨询工作，同时，他也是一位就职于威斯康星州日内瓦湖的健康诊所（Wellness Clinic）的心理学家。卡尔森博士担任多家期刊的编辑，其中包括《个体心理学杂志》（*Journal of Individual Psychology*）和《家庭杂志》（*The Family Journal*）。他获得了家庭心理学和阿德勒心理学的学位证书。他发表的论文有 150 多篇，出版图书40 多部，其中包括《幸福婚姻的 10 堂必修课》（*Time for a Better Marriage*）、《阿德勒的治疗》[1]（*Adlerian Therapy*）、《餐桌上的木乃伊》（*The Mummy at the Dining Room Table*）、《失误的治疗》（*Bad Therapy*）、《改变我的来访者》（*The Client Who Changed Me*）、《圣灵让我们感动》（*Moved by the Spirit*）。他与一些重要的专业治疗师和教育者一起，创作了 200 多部专业录像和 DVD。2004 年，美国心理咨询学会称他是一个"活着的传说"。最近，他还与漫画家乔·马丁（Joe Martin）一起在多家报纸上同时刊登了忠告漫画（advice

---

[1]《阿德勒的治疗》，2012 年 1 月，重庆大学出版社。

cartoon）《生命边缘》（*On The Edge*）。

马特·恩格拉-卡尔森（Matt Englar-Carlson），哲学博士，他是富乐顿市加利福尼亚州立大学的心理咨询学副教授，同时也是位于澳大利亚阿米德尔市的新英格兰大学保健学院的兼职高级讲师。他是美国心理学会第 51 分会的会员。作为一名学者、教师和临床医生，恩格拉-卡尔森博士一直都是一位勇于创新的人，他在职业上一直充满激情地训练，教授临床医生更为有效地治疗其男性来访者。他的出版物达 30 多部，在国内和国际上做了 50 多场演讲，其中大多数的关注焦点都集中于男性和男性气质。恩格拉-卡尔森博士与人合著了《与男性共处一室：治疗改变案例集》（*In the Room With Men: A Casebook of Therapeutic Change*）和《问题男孩的心理咨询：专业指导手册》（*Counseling Troubled Boys: A Guidebook for Professionals*）。2007 年，男性心理研究学会（the Society for the Psychological Study of Men and Masculinity）提名他为年度最佳研究者。同时，他也是美国心理学会致力发展男性心理学实践指导方针工作小组的成员。作为一位临床医生，他在学校、社群、大学心理健康机构对儿童、成人以及家庭进行了广泛的治疗。

图书在版编目（CIP）数据

接纳承诺疗法/（美）史蒂文·C.海斯
（Steven C. Hayes），（美）杰森·利利斯
（Jason Lillis）著；祝卓宏，魏臻，曹静译.--重庆：
重庆大学出版社，2020.7（2022.12重印）
（鹿鸣心理，心理治疗丛书）
书名原文：Acceptance and Commitment Therapy
ISBN 978-7-5689-2213-5

Ⅰ.①接… Ⅱ.①史…②杰…③祝…④魏…⑤曹
… Ⅲ.①精神疗法 Ⅳ.①R749.055

中国版本图书馆CIP数据核字（2020）第098428号

接纳承诺疗法
JIENA CHENGNUO LIAOFA

［美］史蒂文·C.海斯 杰森·利利斯 著

祝卓宏 魏臻 曹静 译

郭本禹 主编

鹿鸣心理策划人：王斌
责任编辑：敬京
责任校对：邹忌

重庆大学出版社出版发行
出版人：饶帮华
社址：（401331）重庆市沙坪坝区大学城西路21号
网址：http://www.cqup.com.cn
重庆市联谊印务有限公司印刷

开本：890mm×1240mm 1/32 印张：6.5 字数：139千
2020年7月第1版 2022年12月第2次印刷
ISBN 978-7-5689-2213-5 定价：42.00元

版贸核渝字（2013）第40号